痛风

常见病针灸临床丛书

主编◎洒玉萍

中国健康传媒集团
中国医药科技出版社

内容提要

本书为《常见病针灸临床丛书》之一，系统阐述了针灸治疗痛风的内容。首先对痛风进行概述，介绍中医学、西医学对痛风的认识。在针灸临床方面，归纳了针灸治疗痛风的临床经验，并附以验案，加以评析；总结针灸治疗痛风的疗效特点与规律；梳理针灸治疗痛风的机制。最后概述特殊人群的痛风防治及痛风的日常管理。

本书适合针灸、中西医临床医务人员、教育工作者及学生阅读使用，也可供针灸、中医研究人员及爱好者参阅。

图书在版编目（CIP）数据

痛风 / 洒玉萍主编. --北京：中国医药科技出版社，2024.10. --（常见病针灸临床丛书）. --ISBN 978-7-5214-4747-7

Ⅰ. R246.1

中国国家版本馆CIP数据核字第20244DT490号

美术编辑 陈君杞

版式设计 南博文化

出版 **中国健康传媒集团** | 中国医药科技出版社

地址 北京市海淀区文慧园北路甲22号

邮编 100082

电话 发行：010-62227427 邮购：010-62236938

网址 www.cmstp.com

规格 710×1000mm $^{1}/_{16}$

印张 7

字数 126千字

版次 2024年10月第1版

印次 2024年10月第1次印刷

印刷 大厂回族自治县彩虹印刷有限公司

经销 全国各地新华书店

书号 ISBN 978-7-5214-4747-7

定价 36.00 元

《常见病针灸临床丛书》编委会

张国栋	张　音	罗家麒	赵舒梅	张　聪
赵舒梅	徐　静	刘科辰	覃美相	蔡慧倩
张　熙	林欣颖	潘珊娜	林媛媛	周娟娟
李琳慧	章　甜	刘　慧	刘金鹏	金传阳
李　浩	陆　露	叶菁菁	薛　亮	胡光勇
王应越	王　亮	朱金亚	周　翔	赵峥睿
熊先亭	毕　琴	马罕怿	强　晟	朱德淳
贡妍婷	裴梦莹	赵瑞瑞	李乔乔	谢　韬
罗　楚	叶儒琳	王耀帅	朱世鹏	张新昌
李　明	王玉娟	武九龙	黄　伟	陈　霞
彭延辉	郭林曳	秦公顺	曾玉娇	詹明明
李梦雪	武　娟	赵协慧		

编委会

主　编　洒玉萍

编　委（以姓氏笔画排序）

李梦雪　武　娟　赵协慧

丛书前言

针灸是源自中国古代的一门系统学问：利用特定的工具，在人体体表特定部位进行施术，产生一定的效应，以达到防病治病的目的，并在长期的临床实践中，形成了独特的理论体系和学术框架。

《黄帝内经》时代，针灸理论构建逐渐完善，包括九针形制、操作和应用，脏腑经络和五体身形，溪谷骨空和气府明堂，疾病虚实和针灸补泻等。公元256~260年间，皇甫谧编撰《针灸甲乙经》，从基础到临床，系统整理了针灸学知识、理论和临床应用，构建了针灸学科体系。此后，针灸学术一直在自己固有的轨道上发展和进步。直到清末民初，伴随着西学东渐的逐渐深入，在东西方文化交互辉映和碰撞下，针灸学术的发展轨迹，已经呈现出多流并进、百花齐放的特点。尤其是20世纪70年代以来，针灸在世界各地广泛传播，针灸学术更是进入了一个多元化发展的新时代。

当代针灸医学蓬勃发展，其学术视野也越来越宽广，无论是基础理论，还是临床应用，都是古代针灸学术所无法比拟的。当今的针灸学术，主要有以下几个特征。

1. 广泛应用于世界各地。针灸在南北朝时期就已经传到周边的朝鲜、日本等，近几个世纪间断性地在欧洲也有零星传播，但是直到20世纪70年代初，才开始有了世界范围内的广泛传播。针灸的跨文化传播，在异域也出现了从学理到应用的不同理解和差异化变革。

2. 工具先进，微创、无痛、数据化。针灸工具，古代有“九针”之说，当代不仅有“新九针”、揿针、杵针、浮针等新型针具，还有利用声电光磁等可量化物理参数的新型针灸器具，基于生物传感和人工智能的针灸器具也在孕育中。

3. 技术进步，操作精细、精准化。针灸操作技术的应用和描述，相对于古代也有了长足的进步，“针灸技术操作规范”国家标准也陆续发布。尤其是在操作目标的部位和结构层次上更加精细、精准，在操作流程上也更加合理和规范。

4. 迎接临床新问题和新挑战。与古代主要关注临床证候不同，当代针灸临床实践中还面临着诸多新问题、新挑战。大量基于临床医学病症分类和认知的疾病，在古代医籍文献中没有直接记载和描述，需要当代临床以“针灸学”视角重新再认识，如高血压、高脂血症、糖尿病等；还有一些临床新问题，如围手术期诸症、抑郁症和焦虑症、免疫性疾病、戒断综合征等，需要在实践中探索。

5. 临床疗效规律越来越清晰。自2005年有了第一份基于循证模式的针灸临床研究报告以来，近年来开展的针灸治疗便秘、压力性尿失禁、围绝经期综合征等临床多中心大样本研究，取得了较可靠的研究结果，在国内外产生了较大的影响。基于针灸临床特点的方法学研究也受到重视，并出现了专门团队和组织。

6. 机制和原理逐渐清晰。尽管还不能完全从现代生命科学和生物医学的角度揭示针灸作用机制，但是随着经穴特异性、穴位敏化、穴位配伍研究深入，针灸作用的神经–内分泌–免疫网络调节机制也逐渐清晰。

应该说，针灸医学的内涵，需要在一个新起点上重新理解、重新诠释。当代针灸临床适用性不断扩大，诊治病种范围越来越宽泛，操作技术也越来越精准，临床疗效观察和评估也越来越严格，部分现代原理和机制逐渐阐明。因此，基于当代临床实践的回顾、思考和展望，更加显得迫切和需要。《常见病针灸临床丛书》，即是响应这一时代的需求。

在当今的话语体系下，选择针灸临床的常见病、多发病，梳理、借鉴古今医家经验，总结近现代临床实践和疗效规律，阐述必要的作用机制和原理，在针灸学术史上作一个短暂的思索，给未来一个更加广阔的空间，即是本丛书的初心。

张建斌

2024年9月

前言

随着科技的飞速发展与生活方式的急剧变革，人们的生活节奏日益加快，饮食结构也趋向于高热量、高脂肪与高嘌呤，这些变化直接导致了痛风这一古老代谢性疾病的发病率显著上升，成为影响公众健康的一大隐患。痛风不仅以其突如其来的剧烈关节疼痛让患者苦不堪言，长期反复发作的特性更是对肾脏等器官构成潜在威胁，极大地降低了患者的生活质量，甚至在某些严重情况下，可能危及患者的生命安全。因此，探索并推广痛风的有效防治策略，已成为全球医学界亟待解决的重要课题。

在这一背景下，中医针灸疗法以其悠久的历史、深厚的理论基础以及显著的临床疗效，逐渐在痛风治疗领域崭露头角，赢得了广泛的关注与认可。针灸疗法作为中医学的瑰宝，其独特之处在于通过刺激人体特定的穴位或经络区域，以达到调和气血、疏通经络、调整脏腑功能的目的。这种治疗方法，不仅避免了药物治疗可能带来的副作用，还满足了现代人对健康、自然、便捷治疗方式的追求。

针对痛风，针灸疗法通过精准施术，能够有效促进局部血液循环，加速尿酸等有害物质的代谢与排泄，从而减轻关节周围的炎症反应，缓解患者的疼痛与肿胀症状。通过调节机体的整体代谢状态，改善内分泌环境，从根本上减少尿酸的生成与沉积，降低痛风的复发率，为患者提供长期稳定的健康保障。此外，针灸疗法还强调“治未病”的理念，即在疾病尚未发生或初期阶段就进行干预，通过调整人体的阴阳平衡，增强机体的免疫力与自我修复能力，预防痛风的再次发作。这种前瞻性的治疗思路，对于提高痛风患者的生活质量，减轻疾病负担具有重要意义。

综上所述，针灸疗法以其独特的优势，在痛风防治中展现出了广阔的应用前景。未来，随着中医针灸理论的进一步深化与现代科技的融合创新，针灸疗法将在痛风及其他代谢性疾病的治疗中发挥更加重要的作用，为人类的健康事业贡献更多的智慧与力量。

本书旨在深入挖掘和寻找更多针刺治疗痛风的理论依据，针灸治疗痛风的科学原理、实践方法、临床经验和规律，发挥针灸治疗优势，为广大患者和医疗工作者提供一本科学、全面、实用的参考手册。让我们在继承与创新的道路上携手并进，共同开启针灸治疗痛风的新篇章。

编者

2024年9月

目录

第一章 概 述

痛风（Gout）是一种古老而年轻的疾病，"Gout"一词源自拉丁文"Gutta"，意思是"点滴""凝结"或"沉积"，意指"一滴有害的体液造成关节受伤害"。早在2000多年前，西方与我国医学文献中就出现了关于痛风的记载。古希腊医圣Hippocrates是第一个描述痛风的人，他认为丰富的食物和葡萄酒与这一疾病有关，富人和穷人都会得痛风，但宦官不得痛风，并且痛风的首次发病往往出现于成年男性以及围绝经期以后的女性。盎格鲁-撒克逊人有一双关语："痛风是国王的疾病，也是疾病之王。"1794年，Humphreys出版了描述痛风症状的漫画——一只狂魔无情地撕咬着患者的脚趾，以形容痛风程度之剧烈及人们对此病的恐惧。在《类证治裁·痛风历节风论治》中也有"痛风，痛痹之一症也……遍历骨节，痛如虎啮"之描述。

第一节　概念

痛风是嘌呤（Purine）代谢紊乱和（或）尿酸排泄障碍所致的一组异质性疾病。其临床特点是血清尿酸升高、急性关节炎反复发作、痛风石和关节畸形、尿酸性肾结石，肾小球、肾小管、肾间质及血管性肾脏病变等。分为原发性和继发性两类，原发性占绝大多数。

原发性痛风（primary gout）即在排除其他疾病的基础上，由于先天性嘌呤代谢紊乱和（或）尿酸排泄障碍所引起的痛风。多见于中、老年人，大多在40岁以上发病，男性占95%以上，女性多见于围绝经期以后发病，常有家族遗传史。从血尿酸增高至症状出现的时间长达数年至数十年，有些可终身不出现症状。但随年龄增长出现痛风的概率增加，其症状出现与高尿酸血症的水平和持续时间有关。

痛风的生化标志是高尿酸血症（hyperuricemia，HUA）。尿酸（uric acid）是嘌呤代谢的终产物，主要是细胞代谢分解的核酸和其他嘌呤类化合物以及食物中的嘌呤经酶的作用分解而来。根据葛均波《内科学》，采用血清标本尿激酶法检测，正常成年男性血尿酸值是150~380μmol/L（2.5~6.4mg/dL），女性为100~300μmol/L（1.6~5.0mg/dL），围绝经期后其值接近男性。体温37℃时血清尿酸（serum uric acid，SUA）的饱和浓度约为420μmol/L（7mg/dL）。当血清尿酸浓度＞420μmol/L（7mg/dL）即为高尿酸血症。理论上此时尿酸可以析出结晶，并可在组织内沉积，造成痛风的组织学改变。特别是关节软骨、滑膜这些组织，因为血管较少、组织液pH较低、基质中含糖胺聚糖和结缔组织较丰富，所以尿酸盐容易沉积形成微结晶引起非特异性炎症反应，造成关节软骨的溶解和软组织的损伤。高尿酸血症是一种常见的生化异常，由尿酸盐的生成过量和（或）肾脏尿酸排泄减少引起。由于受地域、种族、饮食习惯、药物、疾病等因素影响，高尿酸血症的发病率差异较大。且高尿酸血症中仅有少部分发展为临床痛风，其转变的确切机制尚未明确。痛风是临床诊断，高尿酸血症是生化检查的结果，两者密切相关。高尿酸血症发展为痛风的先决条件是持续的高尿酸血症和尿酸盐结晶沉积引起关节炎和（或）肾病、肾结石等，只有这样才能称之为痛风。

总之，痛风的发病机制目前虽不甚清楚，但以血中尿酸增高为特点。换句话说，高尿酸血症是痛风的重要生化基础，有5%~12%高尿酸血症最终可发展为痛风，痛风患者在病程中某一阶段也必有高尿酸血症存在。且血尿酸浓度超过540μmol/L时，90%的患者可发展为痛风。

第二节　流行病学

持续的高尿酸血症是痛风发生的生理先决条件。根据《中国高尿酸血症与痛风诊疗指南（2019）》，在正常嘌呤饮食情况下，无论性别，非同日2次测定空腹血清尿酸水平>420μmol/L即为高尿酸血症。研究证实，长期高尿酸血症患者体内存在沉默状态的尿酸结晶沉积，而尿酸晶体沉积是痛风发展的重要标志，故可认为痛风是尿酸晶体沉积诱发的炎症性反应。我国患者痛风首次发作时，患者的平均血尿酸水平男性为527μmol/L，女性为516μmol/L。男性平均血尿酸水平为526.7±132.3μmol/L，尿酸<420μmol/L时，发生率约为0.1%；尿酸为420~540μmol/L时，发生率为0.37%~0.50%；尿酸>540μmol/L时，发生率为7.0%~8.8%；高尿酸血症若未治疗，5年后12%可出现痛风石，20年后55%出现痛风石。Stamp等的研究表明，血尿酸＜6mg/dL的人群，15年累计痛风发病率仅为1.1%；而当血尿酸＞10mg/dL时，15年累计痛风发病率为49%。因此，痛风发生与高尿酸血症密切相关，且存在浓度依赖关系。

现今我国仍缺乏全国范围内的痛风流行病学统计资料。比较有代表性的一项研究横跨我国北京、陕西、江苏、山东、辽宁等9个省市，纳入15706例35~70岁的人群的研究。该研究显示，我国高尿酸血症患病率约为12%（标化后为11.57%），男性为14.59%（标化后为14.84%），女性为10.21%（标化后为9.21%）。全球统计的痛风患病率为0.1%~10.0%，2000—2016年我国痛风患病率为1.1%，其中男性为1.7%，女性为0.5%；2000—2012年加拿大所有年龄段痛风的发病率3.8%；2015—2016美国成年人患病率3.9%（男性5.2%、女性2.7%）；澳大利亚2015年所有年龄段患病率为6.8%（男性11.3%、女性2.4%）。有研究发现中国成年人痛风的综合患病率与意大利、法国、英国和德国相似，又远高于土耳其、墨西哥、希腊和捷克共和国，但明显低于美国和澳大利亚。与1990年相比，2017年全球和中国痛风发病率分别增加了5.52%和6.16%，患病率分别增加了7.22%和6.88%，中国发病率增速高于全球其他地区，提示痛风患者在中国逐渐增多，痛风疾病负担日趋加重。并且城市居民（1.6%）的痛风流行率高于农村居民（1.2%），沿海地区流行率高于内陆地区居民。

人体血尿酸值变化和痛风的发生在一定程度上受性别与年龄、饮食习惯、体重、种族、生活方式以及基因遗传等因素的影响。

一、性别与年龄

早在希波克拉底时代，人们就发现了痛风的发生与年龄、性别有关，即男性患病年龄较小，而女性多在绝经期以后患病，而且其患病率通常随年龄的增加而升高。1990—2019年，中国男性痛风患病率呈逐渐上升趋势，在2015年开始增速上升，在2017年达到顶峰，女性痛风患病率则呈现波动上升趋势。痛风发病与年龄密切相关，其增加程度和年龄呈正相关。高发年龄为中老年男性和绝经后女性，男性集中在45~70岁，女性集中在50~75岁。患有痛风的男性人数从1600万增加到4000万，男性痛风发病率的增长率为70.15%；患有痛风的女性人数从530万增加到1320万，女性痛风发病率增长率为68.70%。

有研究发现，痛风的发病率与患病率的年龄组高峰均前移。2018年的一份临床报道分析，1000例原发性痛风患者中，男女比例为40.6：1，男性占97.6%，女性占2.4%，患者平均年龄呈现低龄化趋势，为（36.41 ± 8.70）岁，25~40岁患者占55.4%。同时还比较了2013年之前和之后被诊断为痛风的患者的临床特征，结果显示痛风发病年龄下降了4.1年。

男性的血清尿酸水平通常高于女性，这种差异是性激素的影响导致的。相关研究表明，绝经后女性痛风的发病率逐渐上升，且持续上升到老年（≥75岁）。这可能与女性的雌激素有关。有研究发现，雌激素会增加尿酸盐的排泄，从而降低血清尿酸盐水平，减少关节中尿酸盐晶体的形成，而绝经期女性体内雌激素水平下降导致尿酸排泄受到抑制。另外，由于男性社交活动与女性相比相对较多，更容易暴露于饮酒、高嘌呤饮食等危险因素，从而增加痛风患病的风险。随着年龄增长尿酸排泄能力下降而导致尿酸堆积，最后使痛风发生的危险性增高。我国老龄化趋势加快，随着年龄增长老年人群体患基础病的比例增大，增加了诱发痛风的危险因素，从而提高了痛风患病率。此外，研究还发现，早发痛风患者（首次痛风发作≤30岁）的百分比有所增加，与晚发痛风患者相比，早发痛风患者表现出强烈的家庭聚集，多与遗传因素相关，同时还可能与年轻人不健康的生活方式密切相关。

二、种族与遗传因素

痛风的患病率因种族的不同而存在差异。西方白种人患病率高于亚洲黄种人，但低于美国的非裔人群以及黑种人；新西兰毛利人的患病率为6.4%，是其他种族的2倍。

痛风是一种多基因遗传性自身炎症疾病，早在19世纪就有学者发现了痛风的遗传性。研究发现，中青年痛风多具有明显的家族遗传性，并且有高尿酸血症或痛风家族遗传史的患者，其起病急、发病年龄轻。我国有10%~35%的痛风患者有家族史。导致痛风的遗传因素众多，而参与尿酸重吸收的基因过量表达或参与尿酸排泄的基因发生功能缺陷变异均会导致血液尿酸排泄障碍型痛风。

三、地域及经济因素

痛风的患病率在全球各地差异很大。海洋国家的患病率最高，特别是土著和南太平洋岛屿人口。发展中国家的患病率最低，发达国家发病率显著高于发展中国家，这与其经济发展水平有关。快速增长的经济发展导致了不健康的生活方式，同时经济发达地区的居民消费的肉类、海鲜和酒精比其他地区的居民多，从而增加了痛风患病率的风险。

高原痛风与缺氧寒冷和红细胞增多症密切相关。高原地区由于其特殊的地理环境，海拔较高，气候寒冷，空气稀薄，氧分压低。研究表明，缺氧可导致血尿酸增加，血中乳酸代谢障碍，抑制尿酸排泄。高原地区痛风平均首发年龄较沿海地区提前 5 年，分别是（38.58 ± 11.64）岁和（43.78 ± 12.01）岁，呈现出明显的年轻化趋势，且痛风石的发生率明显高于沿海地区。

四、生活方式和饮食结构因素

高尿酸血症和痛风与不良的生活方式关系密切，饮酒、吸烟、疲劳、较低活动能量、作息及饮食不规律等的人群发生痛风的危险性明显升高。研究发现经常饮酒的人发生痛风的危险性是不经常饮酒者的0. 683倍，尤其是啤酒在发酵过程中可产生大量嘌呤。酒精可以刺激人体内乳酸、嘌呤合成增加，抑制肾脏排泄尿酸的功能。有效的健康管理和生活方式干预可以达到缓解和控制病情的目的。此外，高原及沿海地区患病率较其他地区高，与其饮食习惯有关。沿海地区人们长期食用海鲜类食物，并且多地有饮用啤酒的习惯；高原地区饮食主要以牛羊肉、动物内脏和酥油等为主，且多喜饮酒。虽饮食结构不同，但均属于高嘌呤代谢食物，极易引起高尿酸血症，造成痛风发病和复发。

随着中国城市化进程加快，人们的饮食结构发生巨大改变，由传统以碳水化合物和蔬菜为主的饮食结构转变为以高嘌呤动物性食物为主。人体每天产生的尿酸有30%来自饮食中的嘌呤，因此，日常摄入的食物成分可能会影响血液循环中嘌呤的含量，高嘌呤、高果糖饮食导致尿酸生产过剩，增加痛风患病率。已有大量流行病学调查证实，过量食用富含嘌呤的食物与痛风发病率呈正相关，限制富含嘌呤的食物摄入可以降低血尿酸水平，缓解痛风临床症状。

五、肥胖、高血压、高血糖及脂代谢紊乱等因素

研究显示，肥胖、高血压、高血糖及脂代谢紊乱与高尿酸血症、痛风密切相关。

首先，肥胖增加了新陈代谢中的核酸总量，使嘌呤的代谢增加，内源性尿酸生成增多，可导致胰岛素抵抗、肾功能受损，影响肾的近曲小管对尿酸的转运、排泄，使血尿酸水平升高；此外，脂肪因子的内分泌作用可导致尿酸合成增多、排泄减少，引起血尿酸水平升高。

高血压与痛风相互影响形成恶性循环。高血压会导致肾血流量减少，使尿酸的排泄减少；可引起微血管损伤，导致炎症的发生，加速乳酸的释放，乳酸竞争抑制尿酸的排泄。另外，炎症还会引起腺苷的降解，使尿酸生成增多。另一方面，血尿酸可损伤血管内皮功能、刺激氧化应激反应、促进血小板黏附和改变血流变学等，引起高血压；可使血管内趋化因子和细胞因子的表达增强，激活肾素血管紧张素系统，导致血压升高。

长期高血糖状态可累及肾脏，加重肾脏微血管病变，使尿酸排泄减少；还可使嘌呤分解代谢增强，导致尿酸的生成增多。另外，胰岛素抵抗也可使尿酸重吸收增加、排泄减少，导致体内血尿酸水平升高。

有报道称，75%~84%的痛风患者合并有高脂血症，且血脂升高的程度和血尿酸含量升高呈正相关。脂代谢紊乱不仅仅是痛风发生的诱发因素，也是痛风常见的并发症。高脂血症患者体内游离脂肪酸参与尿酸盐晶体形成，能激活Toll样受体，诱发炎症反应；血脂代谢异常会导致血液黏稠度较高，胰岛素敏感性降低，胰岛素分泌功能减弱或损伤，增加痛风的患病率。

陈晓波等采用多因素Logistic回归模型分析，结果提示被调查者中痛风患病率1.67%（63/3783），高尿酸血症患病率21.04%（796/3783），男性、年龄≥50岁、超重或肥胖、饮酒、高胆固醇血症、高三酰甘油血症均是高尿酸血症和痛风的危险因素（$P<0.05$）。方霖楷等的研究结果显示，高尿酸血症患者中痛风的患病率为9.2%；高尿酸血症患者合并2型糖尿病、脂代谢紊乱、高血压病、肥胖的概率分别为26.2%、58.3%、60.6%、12.1%，痛风患者比例相应为27.5%、59.7%、55.6%、10.7%，提示痛风与代谢综合征有密切关系。

为减轻高尿酸血症及痛风给人类带来的危害，需要加强对高危人群和重点人群的监测，如加强对男性、绝经后女性、老年人等重点人群的关注；重视年轻群体，积极引导年轻人养成健康的饮食习惯，倡导健康的生活方式。早期发现高尿酸血症患者和痛风患者合并其他疾病的情况，做到早预防、早期合理规范治疗。

第二章 中医学对痛风的认识

第一节　定义

“痛风”一词首见于陶弘景的《名医别录·上品》，“独活，味甘，微温，无毒。主治诸贼风，百节痛风无久新者”。金元四大家之朱丹溪最先提出“痛风”的病名，在其所著的《格致余论·痛风论》中指出：“痛风者，四肢百节走痛，方书谓之白虎历节风是也。”由此看出，痛风是一种临床表现为关节肿痛的全身性疾病，可归属于中医“痹证”“白虎历节”等范畴。中医古籍中的“痛风”与西医学之“痛风”概念不完全等同。中医之“痛风”包括了西医学之痛风性关节炎及其他以关节痛为主要表现的风湿病；而西医学之痛风只有以关节炎为主要表现时，才归属于中医“痛风”“痹证”范畴，西医学中的风湿性关节炎、骨关节炎、坐骨神经痛等均属于痹证范畴，是临床上常见的、多发难治的慢性疾病。现代国医大师朱良春将西医痛风称为“浊瘀痹”。

关于本病的中医病名归属，历代医家多有争论。明代张景岳说：“风痹一证，即今人所谓痛风也。”（《景岳全书·风痹》）明代虞抟说：“夫古所谓痛痹者，即今之痛风也。”（《医学正传·痛风》）清代张璐指出：“按痛风一证，《灵枢》谓之贼风，《素问》谓之痹，《金匮》名曰历节，后世更名曰白虎历节。”（《张氏医通·痛风》）其认为《金匮要略》中的“历节病”的症状特点“疼痛如掣”“脚肿如脱”“不可屈伸”与痛风性关节炎极为相似，所以痛风当属“历节病”。而大多数学者则认为本病属于“痹证”范畴。清代喻嘉言在《医门法律》中言：“痛风一名白虎历节风，实则痛痹也。”清代林珮琴《类证治裁》则曰："痛风，痛痹一症也……初因风寒湿郁痹阴分，久则化热攻痛，至夜更剧。"《医学准绳六要》曰："痛风，即内经痛痹。上古多外感，故云三气合而为痹。今人多内伤，气血亏损，湿痰阴火，流滞经络，或在四肢，或客腰背，痛不可当，一名白虎历节是也。"中华人民共和国中医药行业标准《中医内科病症诊断疗效标准》亦将其直接命名为"痛风"。

第二节 病因病机

中医对痛风病因病机的认识多样，大致可归纳为正虚为本，邪实为标。包括先天禀赋不足，肝脾肾脏腑功能失调，气血不足，营卫失和；后天嗜食肥甘厚味、酗酒，劳逸失调，情志不舒，外感风寒湿热之邪气，湿痰浊瘀。

一、古代医家认识

对痛风病机的认识，《素问·痹论》指出："所谓痹者，各以其时，重感于风寒湿之气也。"又曰："风寒湿三气杂至，合而为痹也。其风气胜者为行痹，寒气胜者为痛痹，湿气胜者为著痹也。"强调"风寒湿"的外邪说。汉代张仲景《金匮要略·中风历节病脉证并治》载："汗出入水中，如水伤心，历节并黄汗出，故曰历节。"认为"病历节不可屈伸疼痛"皆由"风湿""风血相搏"所致。唐代王焘《外台秘要》认为该病"大多是风寒湿之毒，因虚所致"。元代朱丹溪在《格致余论·痛风》中指出："痛风者……大率因血受热，已自沸腾，其后或涉冷水，或立湿地，或扇风取凉，或卧地当风，寒凉外搏，热血得寒，污浊凝涩所以作痛，夜则痛甚，行于阴也。"还提出"肢节肿痛，脉涩数者，此是瘀血""寒湿邪痹阴分，久则化热攻痛"等，其后医家皆宗其说。

明代李梴《医学入门》曰："痛风，形怯瘦者，多内因血虚有火；形肥勇者，多外因风湿生痰；以其循历遍身，曰历节风，甚如虎咬，痛必夜甚者，血行于阴也。"又谓："痛多痰火，肿多风湿。"龚廷贤在《万病回春》中又指出："一切痛风肢体痛者，痛属火，肿属湿……所以膏粱之人多食煎炒、炙、酒肉，热物蒸脏腑，所以患痛风，恶疮痈疽者最多。"张景岳认为："外是阴寒水湿，今湿邪袭人皮肉筋脉，内由平素肥甘过度，湿壅下焦，寒与湿邪相结郁而化热，停留肌肤……病变部位红肿潮热，久则骨蚀。"（《景岳全书·脚气》）并将痛风归为风痹，认为其起病之因内由平素肥甘过度、湿壅下焦，外由湿邪侵袭皮肉筋脉所致。

清代张璐认为痛风“多由风寒湿气乘虚袭于经络，气血凝滞所致”（《张氏医通·痛风》）。《金匮翼》记载：“所谓阳遭阴者，脏腑经络，先有蓄热，而复遇风寒湿气客之，热为寒郁，气不得通，久之寒亦化热，则痹熻然而闷也。”《类证治裁·痛风历节风论治》曰：“痛风，痛痹之一症也，其痛有常处。掣者为寒，肿者为湿，汗者为风，三气入于经络，营卫不行，正邪交战，故痛不止……初因寒湿风郁痹阴分，久则化热攻痛，至夜更剧。”并有“白虎历节，盖痛风之甚者也”的记载。

二、近现代医家认识

1. 脏腑蕴毒，攻注四肢

现代医家宋绍亮根据痛风的基本病理，认为本病由血毒、浊毒所致，其关节症状与历节病相似，强调“内毒”，并提出“痛风非风论”。即“脏腑蕴毒，攻注四肢”是发病的根本原因。

2. 浊、毒、瘀内阻

国医大师朱良春提出“痛风非风”观点，认为痛风是浊、毒、瘀内阻使然，而非风邪作祟，亦非外感寒湿。尿酸浊毒之邪是由于脾肾二脏清浊代谢紊乱，水谷不归正化，浊毒随之而生，滞留血中终则瘀结为患。

3. “痛风痹”

路志正教授则将西医学以高尿酸血症为基础的“痛风”一类疾病命名为“痛风痹”，提出痰湿浊毒起于中焦脾胃之说。认为平素喜食肥甘，致正虚脾弱，运化失司，使湿浊内生，聚而成痰，致血滞成瘀，凝涩关节筋膜，而发为本病。

4. 脾肾两虚，内湿致痹

名老中医奚九一教授治疗痛风，提出“脾肾两虚，内湿致痹”的观点，认为痛风是由于先天禀赋不足，年高肾中精气虚损，膀胱的气化功能下降或后天多食膏粱厚味，日久伤脾生湿，脾失健运，肾蒸腾气化失司，津液代谢障碍，使湿浊排泄缓少，内湿滋生稽留。湿浊留于营血则为高尿酸血症，注于关节便发为痛风性关节炎之症，湿浊凝聚成石，留居关节、肌膜、尿路，入里损肾致痛风肾病之顽症，湿浊之邪是痛风突然发病的重要病因和机制。

5.本虚标实

崔公让教授治疗痛风性关节炎，提出“以虚为本，痰瘀湿热并见”观点，认为痛风发病主要是由于肾阳虚、脾气虚，致五谷精微的气化失常，加之湿邪内阻、化热、经络阻滞不通而发病。

吕承全根据多年临证经验，认为本病常因高脂、高蛋白、高嘌呤饮食及饮酒、受湿冷、过度疲劳、手术等诱因而发病，故提出本虚标实的病机要点，以湿热痹阻为标，脾肾亏虚为本，从而确立了清热利湿、化瘀通络、调补脾肾三大治疗法则。临床所见湿聚、络痹、虚损，三者常常互见，辨证多为本虚标实、虚实错杂之证，因此临证时三法不可偏执，当三法合参，依据脉证而有所侧重。

齐连仲认为痛风的发生主要是由于先天禀赋不足或后天失养，导致机体的正气亏虚，复因风、寒、湿、热之邪外袭或饮食、劳倦、七情、外伤等诱发所致，指出正气亏虚，湿热瘀血痹阻脉络是痛风病的根本病机特点，并贯穿于疾病始终。

娄多峰教授对痛风提出了“虚邪瘀”理论。虚、邪、瘀三者是痛风发生、发展、变化的基本病因病机，又可辨证分为正虚候、邪实候、痰瘀候3个最基本的证候类型，并以此作为辨证纲领。其治疗针对虚、邪、瘀各自的病机分别采用扶正、祛邪、活血通络的治则进行论治。

国医大师卢芳教授认为痛风发病与湿热之邪密不可分。湿热是导致肢体关节红肿痛、痛风发作的主要原因，痰瘀为其发病的根本原因。湿热不祛则无法缓解患者病痛，痰瘀不除则无法达到治病求本，痛风无症状期及间歇期以痰瘀之象多见，故提出痰瘀停滞为痛风之宿根。

樊粤光教授认为脾失健运及湿热外邪侵袭或饮食不节是痛风性关节炎的基本病机。许彭龄教授则认为该病常因脾肾水湿运化功能失调，导致寒湿或者湿热痹阻经络而发病，而临床尚有其他证型，痛风反复发作及老年患者急性期还可有脾肾亏虚，甚至肝肾不足等证型，应调脾肾、合阴阳以治其本。文绍敦教授团队通过对青海地区痛风病患者研究，认为痛风病机为热毒、湿浊、痰凝、肾虚。

也有医家认为不同时期痛风之虚实不同。如刘友章将痛风分为急性发作期和缓解期两个阶段。急性期以湿热瘀阻、气血经脉壅滞不通，湿、热、痰、瘀为关键。缓解期热毒已解，但湿邪未清，多因脾气虚弱、肾精不足而致。

张炳厚教授辨治难治性痛风，认为其主要病因是饮食不节和外邪侵袭，病变过程涉及湿热、热毒、血瘀、浊毒等病理因素，病位主要在肌表经络，深及筋骨、关节，主要涉及脾、胃、肾，脾肾亏虚是发病的根本原因。注重病证各个阶段的变化特点，将其分为急性发作期、间歇发作期、慢性稳定期和痛风晚期。

6. 自身体质偏颇

国医大师王琦教授认为痛风之病机为患者自身体质偏颇，终致湿热痰瘀结聚，阻滞经络气血运行，浊毒停积于筋骨关节，而非风寒湿邪外袭。王琦教授认为体质是机体的固有特质，是百病滋生和发展的内在基础，应从体质相关的角度去认识疾病，这与许多医家的观点不同。

三、痛风病因病机的特点

根据痛风发生、发展特点，结合临床证候，笔者将其病因病机概括为以下几个方面。

1. 外邪侵袭，湿热蕴结

不论是痛风的归属或病因病机，古代医家都强调中医的“痛风”是一种因风寒湿热邪气外袭而引起的疾病。外感风湿热邪气或寒湿之邪日久，郁而化热可致痛风性关节炎的急性发作，表现为关节红肿热痛，局部肤温增高。湿热蕴结是痛风急性发作时的常见病因病机。

2. 饮食所伤，痰浊痹阻

由于过量食用肥甘厚味，或乳酪肉食，或富含高嘌呤食物，或酗酒等，导致脾失健运，水湿内停，日久酿生痰浊，流注于肢体骨节、肌肤发为痛风。

3. 劳逸失调，浊毒瘀阻滞

中医认为，毒者厚也，害也。血尿酸过分聚集，即可为害、为毒。由于劳逸失调，情志不舒，忧思忿郁，气滞血瘀，或暴怒伤肝，肝气横逆犯脾，脾肾功能失调，聚湿生痰，血滞为瘀，久蕴不解，酿生浊毒。外则流注经络关节，甚则痰瘀浊毒附骨，出现痛风结节；内则流注脏腑，加重脾运失司，升降失常，穷则及肾，脾肾阳虚，浊毒内蕴发为石淋、关格。

4. 禀赋不足，肝、脾、肾功能失调

由于先天禀赋不足（有一定家族史），或久病正气虚弱，或年老体虚，以致肝、脾、肾脏腑功能失调，肝肾亏虚，精血不能互生，筋脉肢体失于濡养，复感外邪也可发为痛风。人体水液正常输布赖于脾肾两脏功能相互协调，脾肾两虚，脏腑水液代谢功能失调，导致水液输布失常，水饮停聚成痰，痰湿互结，水不涵木温土，肝失疏泄，脾失健运，成肝肾阴虚或脾肾阳虚之证，证见病程冗长，若反复发作，与浊瘀互为影响，临床多可引起关节畸形和痛风结节，且血尿酸水平高于正常，持续不降。

综上所述，结合临床所见，痛风病因主要有两个方面：外因为感受风寒湿热，邪气侵入机体皮肉筋骨和关节；内因或先天禀赋不足，或平素过食肥甘厚味，或饮酒无度，或乳酪肉食为主，或肝失疏泄。由于外因、内因作用致脾胃运化失常，肾不气化，以致分清泌浊无权，甚至积而生热，致湿热内蕴，浊毒留滞关节，又兼外感风寒，侵袭经络，气血运行受阻，湿热痰毒，凝滞络道，致关节红肿灼痛。正如《素问·生气通天论》所言，“高粱之变，足生大疔”，痛风发病与后者关系更为密切。亦有患者先天禀赋不足，或年老体虚，脏腑功能失调，尤以脾肾二脏功能紊乱而发者。临床所见痛风发病多在40岁以后。正如《素问·阴阳应象大论》所言，“年四十而阴气自半也，起居衰矣”。人至中老年期，肾中精气渐衰，气血不足，阴阳失衡，脾之运化须得肾阳推动，肾气衰则脾不健运，运化失职，浊毒不能得以排泄，积而为病。且肾衰亦气化不利，不能通调水道，分清别浊，代谢失职，亦致浊毒堆积。足大趾为脾经之所始，故足大趾（第一趾跖关节）为痛风病多发之处。痛风急性期以实证为主，缓解期及慢性期多为虚证，或虚实夹杂之证。

第三节 辨证分型

痛风的中医证型多样。刘友章教授主编的《中西医结合内科学》中把痛风分为风寒湿痹型、湿热痹阻型、痰浊痹阻型及肝肾亏虚型。路志正等主编的《实用中医风湿病学》中把痛风分为风湿热痹型、风寒湿痹型、痰瘀痹阻型、气血不足型、肝肾亏损型。杨梅等通过分析1994—2007年涉及痛风中医证型的文献指出，排在前8位的证型为湿热证、痰瘀互结证、肝肾阴虚证、脾肾阳虚证、痰热内阻证、血瘀化热证、湿热瘀阻证、血瘀证。孙辉基于1985—2015年涉及痛风中医证候的文献分析，将痛风分为湿热痹阻型、风寒湿阻型、血瘀阻络型、痰热郁络型、瘀热互结型、肝肾阴虚型、阴虚血热型、脾肾阳虚型，其中湿热痹阻为临床最为常见的证型，其次为肝肾亏虚型和痰瘀痹阻型。蒋春梅、李娟根据体质类型将痛风病例分为风湿蕴热、痰瘀痹阻、久痹正虚3个证型。张炳厚教授将难治性痛风分为急性发作期之湿热瘀毒、闭阻关节或湿热相搏、外受风邪型；间歇发作期为痰湿浊毒、滞于筋骨型；慢性稳定期关节症状缓解，偶有关节隐痛者为脾虚湿蕴、气血郁滞型；痛风晚期病情迁延日久，反复发作者为肝肾不足、气血亏虚型。

虽然现代医家对于痛风中医证型各抒己见，但国家中医药管理局1994年发布的中华人民共和国中医药行业标准《中医内科病症诊断疗效标准》得到了较为广泛的认可，将痛风分为湿热蕴结型、瘀热阻滞型、痰浊阻滞型、肝肾阴虚型4型。

①湿热蕴结：下肢小关节猝然红肿热痛、拒按，触之局部灼热，得凉则舒。伴发热口渴，心烦不安，溲黄。舌红，苔黄腻，脉滑数。

②瘀热阻滞：关节红肿刺痛，局部肿胀变形，屈伸不利，肌肤色紫暗，按之稍硬，病灶周围或有块瘰硬结，肌肤干燥，皮色暗黧。舌质紫暗或有瘀斑，苔薄黄，脉细涩或沉弦。

③痰浊阻滞：关节肿胀，甚则关节周围漫肿，局部酸麻疼痛，或见块瘰，硬结不红，伴有目眩，面浮足肿，胸脘痞闷。舌胖质黯，苔白腻，脉缓或弦滑。

④肝肾阴虚：病久屡发，关节痛如被杖，局部关节变形，昼轻夜重，肌肤麻木不仁，步履艰难，筋脉拘急，屈伸不利，头晕耳鸣，颧红口干。舌红少苔，脉弦细或细数。

随着近年对痛风认识的深入，该标准的临床操作性略显不足，需待完善，且由于各医家地域、流派不同，对痛风的病因病机认识偏重不同，临床各家辨证分型仍存在差异。根据西医学痛风临床分期，分析来自全国多位医家对痛风证型的论述，发现对痛风急性期比较一致的认识是湿热痹阻或瘀阻；缓解期以脾虚为主，或兼肾虚，伴有湿、痰、瘀之不同；慢性期则以脾肾亏虚为主，或气虚或阴虚或阳虚，可伴湿、痰、瘀邪。

痛风证候规范化的德尔菲法研究，专家共识性较高、意见比较集中的5个证型是湿热蕴结证、痰浊阻滞证、瘀热阻滞证、肝肾阴虚证、脾虚湿阻证。

①湿热蕴结证：关节红肿痛，局部灼热，拒按，得凉则舒，小便黄赤，发热口渴，舌质红，苔黄腻，脉滑数。

②痰浊阻滞证：关节肿胀，局部酸麻疼痛，硬结不红，胸脘痞闷，面浮足肿，舌胖质暗，苔白腻，脉弦滑。

③瘀热阻滞证：关节红肿刺痛，肤色紫暗，局部肿胀，按之稍硬，病灶周围可见硬结，舌质紫暗或有瘀斑，苔薄黄，脉弦细。

④肝肾阴虚证：病久屡发，关节变形，关节痛如被杖，颧红口干，头晕耳鸣，屈伸不利，昼轻夜重，筋脉拘急，舌红少苔，脉细数。

⑤脾虚湿阻证：关节不痛或仅有轻微症状，身困倦怠，脘腹胀闷，纳差，高尿酸血症，头昏头晕，舌质淡胖，苔白，脉弦滑或脉细。

第三章
西医学对痛风的认识

第一节 发病机制

痛风是由尿酸盐在关节等组织中沉积所引发的炎性疾病，患者以反复发作的急性单关节炎、痛风石、慢性痛风性关节炎为主要临床表现，常伴有慢性间质性肾炎、尿酸肾结石等肾脏受累改变，本病与高尿酸血症直接相关。近年来，在全世界范围内高尿酸血症、痛风发病率持续升高，且发病年龄向年轻化趋势发展，女性患者大多出现在绝经期以后发病。

西医学认为痛风及高尿酸血症发病是遗传因素、社会环境因素、生活习惯等多种内外因素相互作用的结果。其发病机制和自我缓解机制十分复杂，至今尚未完全阐明。但随着现代科学技术的发展，关于其发病机制的研究逐步深入，目前国内外对于其发病机制有以下几个方面的认识。

一、"代谢－炎症－免疫"机制

在痛风的发病因素中，首当其冲的是体内尿酸的含量异常升高且居高不下。尿酸是核酸正常转化的产物。DNA和RNA的嘌呤在体内正常代谢的过程中生成次黄嘌呤核苷酸，通过黄嘌呤氧化酶的催化作用转化成黄嘌呤核苷酸，黄嘌呤核苷酸在黄嘌呤氧化酶的催化作用下进一步转化成尿酸。由于细胞死亡时的细胞膜破裂，致使胞内含有的尿酸被释放到细胞外，死亡细胞周围的尿酸浓度大量升高，并形成尿酸微结晶。较高的血尿酸值超过体液中尿酸饱和浓度的阈值时，会造成高尿酸血症，在易感人群中，体液中高浓度的尿酸盐在血液循环薄弱以及新陈代谢较慢的末梢关节处析出，形成单钠尿酸盐结晶。

另有实验表明，单钠尿酸盐晶体可通过Toll样受体（Toll-like receptors，TLR）和NOD样受体蛋白（NOD-like receptor family pyrin domain containing，NLRP）3炎性小体直接参与炎症反应的调控，加剧炎症部位的免疫应答，使机体内的炎症反应被放大。NLRP3炎性小体是一种胞质型模式识别受体，在感受到体内外危险信号后，其富含亮氨酸的重复序列与其配体壁酰二肽结合，使无活性的NLRP3发生构象变化，直接参与炎症反应的调控。此外，体内的某些代谢产物如细胞中的ATP、透明质酸、环境污染物如石棉、感染的病原体等各种不同的刺激均可诱发NLRP3的活化从而引发炎症，这表明NLRP3是一种导致促炎细胞因子过度产生的关键点。

二、肠道菌群失调

人体肠道中有大量微生物定植，其在调节人体能量与代谢方面具有不可替代的作用，肠道菌群的结构改变或失调可能引起机体代谢紊乱。目前研究发现，高尿酸血症、痛风患者与正常人相比，多存在肠道菌群失调现象，主要表现为总需氧菌、大肠埃希菌及拟杆菌增加，乳杆菌及双歧杆菌减少。另外，发现痛风患者肠道微生物富含粪拟杆菌和解木聚糖拟杆菌，而柔嫩梭菌群以及假小链双歧杆菌贫乏。经过降尿酸治疗后肠道菌群可发生相应改变。

有研究发现肠道参与嘌呤和尿酸的代谢。健康的人类尿酸的排出主要有两种方式，2/3通过肾脏经肾小管分泌经尿道排出，而剩下的1/3通过肠上皮细胞中的尿酸转运体，将尿酸从血液转运至肠腔，继而直接排出体外或者由肠道中的乳酸菌属和假单胞菌属细菌等分解。

三、饮食因素

随着人民群众的生活水平升高，高蛋白食物摄入逐渐增多，而蛋白质类食物的摄入是人体外源性嘌呤的重要来源。尤其是海鲜类高蛋白食品的摄入增加，不可避免地增加了外源性嘌呤的摄取，并相应地增加了高尿酸血症人群的数量。有研究显示，沿海地区居民的高尿酸血症患者比内陆地区多，其中就有沿海地区海鲜摄入量较大的原因。

酒类的饮用是饮食诱发高尿酸血症的另一重要影响因素。啤酒是嘌呤含量最高的酒类，除啤酒之外，长期酗酒也会增加高尿酸血症的患病风险。研究发现，摄入酒精后，体内$NADH_2$的稳态水平升高，NAD+的水平降低。由于$NADH_2$在肝脏乳酸生成的过程中扮演着氢载体媒介的作用，因此，酒精的摄入能够增加肝脏中的乳酸含量，升高血液中的乳酸水平，而这一化学物质对肾脏中尿酸盐的尿排泄过程具有抑制作用，从而使血液中的尿酸含量升高。

还有相关研究发现，果糖摄入过多是高尿酸血症及痛风发病率逐年增高的原因之一。

四、遗传因素

原发性高尿酸血症是由于先天性基因遗传异常导致体内嘌呤代谢异常，如：磷酸核糖基转移酶缺乏，磷酸核糖焦磷酸合成过度，β-二磷酸果糖酶缺乏，6-磷酸葡萄糖缺乏症等先天性基因异常导致的症状，能够增加尿酸的生成，从而诱发高尿酸血症的产生。

有研究表明，在ABCG2基因上存在多个突变位点，通过调控尿酸转运蛋白的产生和功能，影响肾脏和肠道尿酸的排泄，被认为是造成亚洲和欧洲群体痛风和高尿酸血症重要的基因位点。

五、药物因素

使用药物（如髓袢利尿剂，低剂量阿司匹林等）是造成继发性高尿酸血症的关键影响因素之一。髓袢利尿剂和噻嗪类利尿剂通过与肾脏的尿酸盐转运体相互作用，增加尿酸在尿液产生过程的第一步中的重吸收，降低尿酸在尿液中的排泄量，使血清尿酸含量升高。还有研究发现，在60岁以上的老龄患者中，即使以每天75mg的低剂量服用阿司匹林一周，也能够导致肾脏尿酸清除发生显著下降。其他药物的使用，如抗结核药、烟酸、免疫抑制剂以及细胞毒性药物包括环磷酰胺、环孢霉素等，可导致细胞核裂解，核酸分解加速，使尿酸生成增加。

六、疾病因素

高血压、肾动脉硬化、肾小球肾炎、糖尿病肾病导致尿酸肾小球滤出减少和（或）肾小管重吸收增加，降低尿酸排泄，进而诱发高尿酸血症。

慢性酒精中毒、利尿药、抗结核病药、非甾体抗炎药、左旋多巴、烟酸或环孢素A等药物因素使肾小管排泄尿酸减少，而造成高尿酸血症。

代谢综合征患者体内的高胰岛素阻碍肾近曲小管尿酸分泌。

七、其他因素

性别是影响痛风的因素之一。男性患有痛风的概率远高于女性患有该病的概率，这可能与男性体内尿酸水平较高有关系。同时，雌激素也可能会增加肾脏对尿酸的排泄，这可以为女性通常在绝经期之后罹患痛风做出合理解释。另外，在女性群体中，痛风通常与使用利尿剂、老龄化以及肾脏功能障碍有关。

BMI指数高、腹围大，喜欢饮酒、吸烟、熬夜、高嘌呤饮食是痛风的危险因素。青年痛风患者数量的增加与其大量酗酒、剧烈运动有关。少量的铅暴露会增加体内尿酸水平。

第二节　临床诊治

一、临床表现

痛风的自然病程可分为急性发作期、间歇发作期、慢性痛风石病变期。

1.急性发作期

发作前可无先兆，发作者常于深夜被关节痛惊醒，疼痛进行性加剧，在12h左右达到高峰，呈撕裂样、刀割样或咬噬样，难以忍受。受累关节红肿灼热、皮肤紧绷、触痛明显、功能受限。多于数天或2周内自行缓解，恢复正常。首次发作多侵犯单关节，50%以上发生在第一跖趾关节，足背、足跟、踝、膝等关节也可受累。部分患者可有发热、寒战、头痛、心悸、恶心等全身症状，可伴有白细胞升高、红细胞沉降率增快。发作前多有诱发因素，多为饮酒、高嘌呤饮食、受冷和剧烈运动。

2.间歇发作期

急性关节炎缓解后一般无明显后遗症状，有时仅有患部皮肤色素沉着、脱屑、刺痒等。多数患者在初次发作后1~2年内复发，随着病情的进展，发作次数逐渐增多，症状持续时间延长，无症状间歇期缩短，甚至症状不能完全缓解，关节肿痛持续存在，且受累关节逐渐增多。从下肢向上肢、从远端小关节向大关节发展，出现指、腕、肘等关节受累，少数患者可影响到肩、髋、骶髂、胸锁或脊柱关节，也可累及关节周围滑囊、肌腱、腱鞘等部位，症状和体征渐趋不典型。

3. 慢性痛风石病变期

皮下痛风石和慢性痛风石性关节炎是长期显著的高尿酸血症未受控制，大量尿酸盐晶体沉积于皮下、关节滑膜、软骨、骨质及关节周围软组织的结果。皮下痛风石发生的典型部位是耳郭，也常见于反复发作的关节周围，以及鹰嘴、跟腱、髌骨滑囊等处。外观为皮下隆起的大小不一的黄白色赘生物，皮肤表面较薄，破溃后排出白色粉状或糊状物，经久不愈。皮下痛风石常与慢性痛风石性关节炎并存。关节内大量沉积的痛风石可造成关节骨质破坏、关节周围组织纤维化、继发退行性改变等。临床表现为持续关节肿痛、压痛、畸形、功能障碍。慢性期症状相对缓和，但也可有急性发作。

二、辅助检查

1. 尿尿酸的测定

正常人经过5天的限制嘌呤饮食后，24h尿的尿酸排泄量一般不超过3.57mmol（600mg）。由于急性发作期尿酸盐与炎症的利尿作用，使患者的尿尿酸排泄增多，因而此项检查对痛风的诊断意义不大。但24h尿尿酸排泄增多有助于痛风性肾病与慢性肾小球肾炎所致肾衰竭之间的鉴别。有尿酸性结石形成时，尿中可出现红细胞和尿酸盐结晶。尿酸盐结晶阻塞尿路引起急性肾衰竭时，24h尿尿酸肌酐比常>1.0。

2. 血液检查

（1）血尿酸测定：血尿酸水平升高是痛风患者的重要临床生化特点。通常采用尿酸酶法进行测定，男性正常值上限为416μmol/L（7mg/dL）左右，绝经期前的女性较男性约低59.4μmol/L（1mg/dL）。值得注意的是，影响血尿酸水平的因素较多，患者的血尿酸水平与其临床表现的严重程度并不一定完全正相关，甚至有少数处于关节炎急性发作期的患者血尿酸浓度可以是正常的。

（2）酶活性测定：有条件者，可测定患者红细胞中的PRPP合成酶、PRPPAT、HPRT及黄嘌呤氧化酶的活性，将有助于酶缺陷部位的确定。

（3）其他检查：关节炎发作期间可有外周血白细胞增多、红细胞沉降率加快。尿酸性肾病影响肾小球滤过功能时，可出现血尿素氮和肌酐升高。

3. 其他辅助检查

（1）滑囊液检查：通过关节腔穿刺术抽取滑囊液，在偏振光显微镜下可发现白细胞中有双折光的针形尿酸盐结晶。关节炎急性发作期的检出率一般在95%以上。但该检查较复杂并为有创伤的操作，又高度依赖组织标本分析技术，故临床常不将其作为首选检查。

（2）痛风石活检：对表皮下的痛风结节可行组织活检，通过偏振光显微镜可发现其中有大量的尿酸盐结晶。亦可通过紫尿酸氨试验、尿酸酶分解及紫外线分光光度计测定等方法分析活检组织中的化学成分。

（3）X线检查：早期急性关节炎仅表现为软组织的肿胀，关节显影正常。随着病情的进展，与痛风石邻近的骨质可出现不规则或分叶状的缺损，边缘呈翘状突起；关节软骨缘破坏，关节面不规则。进入慢性关节炎期后可见关节间隙变窄，软骨下骨质有不规则或半圆形的穿凿样缺损，边缘锐利，缺损边缘骨质可有增生反应。此外，利用双能X线骨密度测量仪可早期发现受累关节的骨密度改变，并可作为痛风性关节炎诊断与病情观察的评价指标。单纯的尿酸性结石可透过X射线，其诊断有赖于静脉肾盂造影。混有钙盐者，行腹部平片检查时可被发现。

（4）双能CT：双能CT能特异性识别尿酸盐结晶，诊断痛风的敏感性为84%，特异性为93%。在针对痛风的检查中，双能CT除了可以检查出痛风石以及评估尿酸盐结晶沉积的情况，还可以显示关节病变程度与骨破坏的情况，对于痛风性关节炎的诊断有较大的价值，但受限于相对较高的价格与辐射危害，临床上同样不将其作为一般的首选检查方法。

（5）MRI检查：MRI检查能够较好地反映受累关节周围软组织的损伤情况，尤以对滑膜炎的评估具有很好的效果。但是受限于MRI检查机制，不能反映骨质的损害与浸润程度，加上高昂的检查费用、单次检查的长耗时及表现特异性不足也限制了其在痛风性关节炎诊断中的应用。

（6）肌骨超声：本检查基于超声的特点，在临床上常用于诊断关节炎，并且可以评价关节及软组织的病变程度。肌骨超声针对痛风性关节炎除了有特异性表现的“双轨征、痛风石”以外，还对关节炎的非特异性表现如关节腔积液、滑膜增厚、血流改变同样具有相当高的敏感性，相较于其他影像学技术，肌骨超声具有的无创、价廉、无辐射、操作方便的特点，并且可以进行实时、反复的检查。

三、诊断标准

广泛认可的痛风诊断是美国风湿病学会1977年痛风分类标准，2015年美国风湿病学会（ACR）/欧洲抗风湿病联盟（EULAR）共同制定的痛风分类标准

（表1），以及2018年欧洲抗风湿病联盟推荐的三步诊断痛风法。

1.关节中有特异性尿酸盐结晶。

2.化学方法或偏振光显微镜证实痛风石中含尿酸盐结晶。

3.符合下述标准中的6条或者6条以上：

①急性关节炎发作>1次。

②炎性反应在1天内达到高峰。

③单关节炎发作。

④可见关节发红。

⑤第一跖趾关节疼痛或肿胀。

⑥单侧第一跖趾关节受累。

⑦单侧跗骨关节受累。

⑧可疑痛风石。

⑨高尿酸血症。

⑩不对称关节内肿胀（X线片证实）。

⑪无骨侵蚀的骨皮质下囊肿（X线片证实）。

⑫关节炎发作时关节液微生物培养阴性。

满足上述1、2或3中任何一个条件即可诊断为痛风。

表1　2015年ACR/EULAR痛风分类标准

类别		评分
第一步：适用标准（符合准入标准方可应用本标准）	存在至少一个外周关节或滑囊肿胀、疼痛或压痛	
第二步：确定标准（金标准，直接确诊，不必进入分类诊断）	偏振光显微镜镜检证实在(曾)有症状关节或滑囊或痛风石中存在尿酸盐结晶	
第三步：分类标准（符合准入标准但不符合确定标准时）	≥8分即可诊断为痛风	
临床表现		
受累的有症状关节、滑囊分布		
	累及踝关节或足中段（非第一趾关节）单或寡关节炎	1
	累及第一跖趾关节的单或寡关节炎	2
发作时关节症状特点：（1）受累关节皮肤发红（主诉或查体）；（2）受累关节触痛或压痛；（3）活动障碍		

续表

类别	评分
符合1个特点	1
符合2个特点	2
符合3个特点	3
发作时间特点（符合以下3 条中的2条，无论是否进行抗炎治疗）:（1）疼痛达峰 <24h；（2）症状缓解≤14 天；（3）2次发作期间疼痛完全缓解	
有1次典型发作	1
反复典型发作	2
有痛风石临床证据：皮下灰白色结节，表面皮肤薄，血供丰富，皮肤破溃后可向外排出粉笔屑样尿酸盐结晶；典型部位；关节、耳郭、鹰嘴滑囊、手指、肌腱（如跟腱）	4
实验室检查	
血尿酸水平（尿酸氧化酶法）：应在距离发作 4 周后、还未行降尿酸治疗的情况下进行检测，有条件者可重复检测；取检测的最高值进行评分	
<4mg/dl（<240μmol/L）	–4
6~<8mg/dl（360~<480μmol/L）	2
8~<10mg/dl（480~<600μmol/L）	3
>10mg/dl（>600μmol/L）	4
对发作关节或者滑囊的滑液进行分析（应由受过培训者进行评估）	
未做	0
尿酸盐阴性	–2
影像学特征	
存在（曾经）有症状关节滑囊尿酸盐沉积的影像学表现：关节超声有“双轨征”；双能 CT 有尿酸盐沉积（任一方式）	4
存在痛风关节损害的影像学证据：X 线显示手和（或）足至少 1处骨侵蚀	4

2018年欧洲抗风湿联盟推荐三步诊断痛风法：

第一步，寻找关节滑液或可疑痛风石抽吸物中的单钠尿酸盐晶体。

如果第一步不可行，第二步通过临床诊断。建立在存在高尿酸血症和痛风相关临床特征的基础上，满足下列特征时考虑临床诊断（高度怀疑但非特异性表现）：足部（特别是第一跖趾关节）或踝关节单关节受累，之前类似的急性关节炎发作史，快速开始的剧烈疼痛和肿胀（24h内达峰），皮肤发红，性别为男，存在相关的心血管疾病和高尿酸血症。

第三步，当痛风的临床诊断不确定且不能证实晶体时，建议寻找单钠尿酸盐晶体沉积的影像学证据，特别是行超声或双能CT检查。

四、治疗

痛风是由尿酸在体内过饱和并形成结晶导致的疾病，高尿酸血症属于造成痛风的一个必要而非充分的前提条件。尿酸在体内的量取决于饮食中嘌呤类物质的摄取、内源性嘌呤类物质合成和肾脏对尿酸的排泄。引起高尿酸血症的原因主要有：①尿酸的过度生成；②尿酸排泄减少；③两者同时作用而产生。

根据痛风病程的不同时期，痛风的治疗通常包括3个阶段：①急性痛风的突发治疗；②减少尿酸在体内的沉积以及预防痛风性关节炎；③预防痛风的急性发作，即减少尿酸产生，促进肾脏尿酸排泄或减少尿酸重吸收，控制炎症反应。

（一）常规药物治疗

1.消炎镇痛药物

非甾体抗炎药是治疗痛风的首选药物，其中吲哚美辛、萘普生和舒林酸已经广泛应用于临床治疗，其中吲哚美辛已被当作治疗急性痛风的选择之一。但是，所有的非甾体抗炎药都具有不同程度的不良反应，会影响胃肠道、肾脏、心血管以及中枢神经系统。

新型环氧化酶（cyclooxy genase，COX）-2选择性抑制剂对胃肠道具有更小的毒性，也不会影响血小板的正常生理功能，相对于非甾体抗炎药，更适用于容易引发胃肠道毒性和正在使用抗凝剂的患者。如依他昔布，有研究表明，其药物相关的副作用明显减轻，同时由于不具有血小板抑制作用，所以不能作为低剂量阿司匹林的替代物应用于正使用阿司匹林进行心血管保护治疗的患者。

皮质激素类药物如泼尼松治疗急性痛风的有效性已经得到证实。这类药物能够应用于多关节炎症疼痛同时发作的状况。对于不适合使用非甾体抗炎药或者抗炎药秋水仙碱进行治疗的痛风患者，皮质激素类药物的耐受性较好，可以应用。对于单关节或者少数几个关节受痛风影响的情况，可以在关节内注射皮质激素类药物。涉及多关节的病情，可以通过口服或皮下注射糖皮质激素达到消炎镇痛治疗的目的。但是皮质激素类药物会引发全身严重的并发症需引起足够的重视。

秋水仙碱能有效缓解急性痛风患者发作24~48h内的症状，在痛风治疗史上应用已久。临床试验证明秋水仙碱能够快速缓解急性痛风引发的疼痛等症状，然而，口服该药能够导致不同程度的胃肠道不良反应，注射给药有极大概率引发更严重的并发症，长期使用会使其药效降低并具有导致骨髓抑制的风险。因此，痛风发作初期秋水仙碱的使用频率已经大幅降低。

2. 降尿酸药物

在以下情况时，需要采用及时有效的降尿酸措施：高尿酸血症的发病根源无法根除或者症状消失后尿酸水平仍高于6.2mg/dL；痛风已经发作2~3次或已出现痛风石；患者并发症很严重并有必要进行治疗。

别嘌呤醇对于尿酸生成过多或排泄减少的患者非常有效，对于肾功能良好且尿量正常的患者也具有良好效果，在体内主要通过肾脏进行排泄。尽管别嘌呤醇能够降低高尿酸血症和痛风患者体内的尿酸含量，但是由其引发的药物不良反应，如发热、皮疹、超敏综合征、史－约综合征和肾脏毒性等，限制了其临床应用。

非布司他常应用于不耐受别嘌呤醇的痛风患者的临床治疗。然而，临床试验发现，该药在约2%的患者中也能够导致一定程度的不良反应。此外，该药引发肝毒性的可能性更大，并有一例报道称其诱发了横纹肌溶解症。由于以上原因，该药在无症状痛风患者的临床诊疗中，不作为主推药物使用。

丙磺舒作为经典的利尿药之一，通过抑制肾近端小管膜上的尿酸盐转运蛋白1和人葡萄糖易化转运蛋白9转运体发挥作用，对于不能耐受别嘌呤醇的患者或者仅使用非布司他和别嘌呤醇类药物不能将尿酸值降低至理想水平的患者，丙磺舒是一种有效选择，能够联合别嘌呤醇将尿酸值降低至理想水平。但是，丙磺舒与其他药物，如非甾体抗炎药、β－内酰胺类抗生素和肝素等共同使用时，存在多种显著的药物间不良的相互作用，这种特性限制了丙磺舒的使用。

苯溴马隆也属于一种效果较好的利尿药，通过抑制尿酸盐转运蛋白1和人葡萄糖易化转运蛋白9转运体发挥作用。苯溴马隆与别嘌呤醇联用的药效比丙磺舒与别嘌呤醇联用的药效更强。有研究认为，苯溴马隆的药效比丙磺舒更强；并有研究对比了临床标准使用剂量下苯溴马隆的药效和别嘌呤醇的药效差异，结果显示前者能够发挥更好的效果，而在别嘌呤醇的剂量升高之后，二者药效几乎相等。尽管苯溴马隆具有很好的效果，但其具有肝毒性，甚至可能会诱发肝衰竭导致患者死亡。

尿酸酶在动物体内负责将尿酸进一步降解为水溶性更强的尿囊素，在人类漫长的进化过程中已经丢失。重组尿酸酶的发展将人体内先天不具备的嘌呤代谢过程中这一关键步骤作为重要的治疗靶标。聚乙二醇化尿酸酶已应用于治疗急性痛风、顽固性痛风或者有其他疾病负担的患者。然而，由于聚乙二醇化尿酸酶的价格昂贵以及存在的不良反应，关于其应用疗效的研究仍在进行中。

（二）急性期治疗

急性期治疗原则是快速控制关节炎的症状。急性期应卧床休息，抬高患肢，最好在发作24h内开始应用控制急性炎症的药物。一线治疗药物有秋水仙碱和非甾体抗炎药，当存在治疗禁忌或治疗效果不佳时，也可考虑短期应用糖皮质激素抗炎治疗。若单药治疗效果不佳，可选择上述药物联合治疗。对上述药物不耐受或有禁忌时，国外也有应用白细胞介素（interleukin，IL）-1受体拮抗剂作为二线痛风急性发作期的治疗。目前无证据支持弱阿片类、阿片类止痛药物对痛风急性发作有效。

（三）预防性治疗

降尿酸治疗期间易导致反复出现急性发作症状，可给予预防性治疗。在初始降尿酸治疗的3~6个月，口服小剂量秋水仙碱0.5mg，每日1~2次。当秋水仙碱无效或存在用药禁忌时，考虑低剂量非甾体抗炎药作为预防性治疗。上述两药使用存在禁忌或疗效不佳时，也可应用小剂量泼尼松（5~10mg/d）预防发作，但应注意糖皮质激素长期应用的副作用。

五、生活管理

1.建议痛风患者进行饮食调节并改变生活方式，例如减轻体重，减少酒精及富含嘌呤类的食物的摄入并控制并发症（如高血压病、高脂血症等）。

2.受累关节应得到休息，可将受累关节抬高，进行冷敷。

六、预后

本病预后相对良好，如果及早诊断并进行规范治疗，大多数患者可恢复正常工作和生活。痛风慢性期病变有一定的可逆性，长期规范达标治疗可使痛风石缩小或消失，关节症状和功能改善，相关肾病也可减轻。伴发高血压病、糖尿病、其他肾病及心血管疾病者预后欠佳。

第四章 针灸治疗痛风的临床经验与验案评析

痛风是临床上常见的、多发难治的慢性疾病。中医认为痛风属于“痹证”的范畴。此病有游走关节、痛势剧烈的特点，故又被称为“白虎历节”，亦有“白虎风”“痛风”“痛痹”之称。研究表明针灸治疗痛风具有良好的效果，各个时期的中医临床经验与医案，为针灸治疗痛风提供了依据。

第一节　针灸治疗痛风的古代经验

从先秦到明清时期，以历代著名医家为代表，对痹证的认识和治疗经历了持续发展的过程。《内经》全面地论述了痹证的分类、病因病机、诊断及治疗方法，历代医家以《内经》为基础，对痹证的论治进行了发展与补充，痹证治疗的论述更加具体，涵盖了针灸取穴、刺法灸法等方面的内容，积累了许多临床经验。从而有力地推动了痹证治疗学的发展，为后世痹证的临床治疗提供指导。

一、先秦两汉时期

（一）《内经》

《素问·痹论》中较为系统地对痹证的病因病机、分类、治疗、预后等进行了论述，为治疗痹证的发展打下了深厚的理论基础，标志着痹证理论体系的基本形成。《内经》认为风寒湿三气杂合侵袭人体为痹证发病外因，营卫失调、气血不和为痹证发病内因，内外因相合是痹证发病根本病机所在。卫气的充足与调畅，对抵御外邪，调节气血运行，预防痹证发生有重要意义。《内经》中对于痹证的治疗主要是运用针灸疗法，理论体系完整，论述颇为详尽；强调辨证施治、明确治疗原则；针法丰富、补泻分明。其中多种针法，对于现代临床针灸治疗痹证，有不可估量的临床意义。

1. 辨证施治

（1）辨虚实寒热：《内经》强调治疗痹证，须辨虚实寒热。痹证初期，邪实而“经气有余”，“邪盛则虚之”，“菀陈则除之”。治疗多用针，或深刺，或浅刺，或刺之血络，或刺后按出其恶气，以祛邪调气为治疗大法，痹证日久不已，并伴有虚象，治疗“卒取其三里”，或“补阴经”，以“虚则补之”，扶正祛邪。阳邪胜者以“热则疾之”，“热则寒之”，治以针石疾刺不灸；阴邪胜者以“寒则热之”，“寒则留之”，治以汤熨或火灸刺、留针等。

（2）按病因分类：《素问・痹论》按风、寒、湿等病因分类，可分为痛痹、行痹、着痹和热痹。病因不同，论治的方法也不同。

①痛痹：寒为阴邪，收引凝滞，气血搏阻，痛有定处，疼痛甚剧，治宜温阳祛寒。取齐刺、扬刺、直针刺、焠刺。

②行痹：风性善行而数变，行痹的特点是游走性疼痛，治宜祛风通痹。取报刺。治行痹针后不立即取针，以左手按压找到痛处后，出针再刺。

③着痹：湿性重浊黏滞，为痹则肢体关节重着疼痛，治宜除湿宣痹。寒与湿结，久病不愈，可以取足三里健脾燥湿。

④热痹：取输刺、络刺、豹文刺。输刺是垂直刺入较深处候气，得气后慢慢将针退出，乃从阴引阳、输泻热邪的一种手法，以治气盛而热的病症。络刺是浅刺体表瘀血的细小络脉使其出血的一种方法。豹文刺是一种以穴位为中心，进行散刺出血的刺法，可治疗红肿热痛等症。

2. 针刺原则

《素问・痹论》：“帝曰：以针治之奈何？岐伯曰：五脏有俞，六腑有合，循脉之分，各有所发，各随其过，则病瘳也。”指出针灸治疗痹证的总原则是根据痹证所在部位，取相应脏腑的俞穴或合穴。

3. 针法

《内经》以针治痹有许多独特的治疗方法，通过四诊，诊断出病位、病性、邪正虚实，而确定针刺的部位、深浅、针数的多寡、排列方式，选择恰当的针法。①五刺：半刺、豹文刺、关刺、合谷刺、输刺。②九刺：输刺、远道刺、经刺、络刺、分刺、大泻刺、毛刺、巨刺、焠刺。③十二刺：偶刺、报刺、恢刺、齐刺、扬刺、直针刺、输刺、短刺、浮刺、阴刺、傍针刺、赞刺。

如治行痹之报刺，治寒痹之焠刺、扬刺、齐刺，治顽痹久痹之傍针刺，治热痹之输刺、豹文刺、络刺等；或一穴多针，或单针多刺，或特殊操作，内容丰富，各具特色。

4. 针具

内经治疗痹证多用毫针。《灵枢·官针》言："病痹气痛而不去者，取以毫针。"即治疗痛痹用毫针。《灵枢·九针论》："邪之所客于经，而为痛痹，舍于经络者也，故为之治针，令尖如蚊喙。"若邪从孔穴侵入经络间，久留不去，就能发生痛痹。所以选用毫针，取其针尖微细，好像蚊虻嘴那样。《灵枢·九针论》："七曰毫针，取法于毫毛，长一寸六分，主寒热痛痹在络者也。"

5. 针刺的部位和深度

（1）针刺肌肤：一般用于肌痹或其他病位表浅的痹证的治疗。

《素问·长刺节论》："病在肌肤，肌肤尽痛，名曰肌痹，伤于寒湿。刺大分、小分，多发针而深之，以热为故；无伤筋骨，伤筋骨，痈发若变；诸分尽热，病已止。"病在肌肤，周身肌肤疼痛，病名为肌痹，这是被寒湿之邪侵犯所致。应针刺大小肌肉会合之处，取穴要多，进针要深，以局部产生热感为度。不要伤及筋骨，若损伤了筋骨，就会引起痈肿或其他病变。待各肌肉会合之处都出现热感，说明病已痊愈，可以停止针刺了。

（2）针刺分肉之间：一般用于筋痹及疼痛走窜的痹证的治疗。

《素问·长刺节论》："病在筋，筋挛节痛，不可以行，名曰筋痹。刺筋上为故，刺分肉间，不可中骨也；病起筋炅，病已止。"病在筋，筋脉拘挛，关节疼痛，不能行动，病名为筋痹。应针刺在患病的筋上，由于筋脉在分肉之间，与骨相连，所以针从分肉间刺入，应注意不能刺伤骨。待有病的筋脉出现热感，说明病已痊愈，可以停止针刺。

（3）深刺至骨：一般用于骨痹及深远痹证的治疗。

《素问·长刺节论》："病在骨，骨重不可举，骨髓酸痛，寒气至，名曰骨痹。深者刺，无伤脉肉为故，其道大分小分，骨热病已止。"病在骨，肢体沉重不能抬举，骨髓深处感到酸痛，局部寒冷，病名为骨痹。治疗时应深刺，以不伤血脉肌肉为度。针刺的道路在大小分肉之间，待骨部感到发热，说明病已痊愈，可以停止针刺。

（4）针刺涌泉和昆仑穴：一般用于阴痹的治疗。

《灵枢·五邪》："邪在肾，则病骨痛阴痹。阴痹者，按之而不得，腹胀腰痛，大便难，肩背颈项痛，时眩。取之涌泉、昆仑，视有血者尽取之。"病邪侵袭到肾脏，就会发生骨痛，阴痹。所谓阴痹，是说在形体表面按摸不到，症见腹胀，腰痛，大便难，肩、背、颈、项等处疼痛，以及经常目眩诸症。治疗时可取涌泉、昆仑，凡有瘀血的，都刺出其血。

（5）针刺三阴经的穴位：一般用于骨痹的治疗。

《灵枢·寒热病》："骨痹，举节不用而痛，汗注烦心，取三阴之经，补之。"患骨痹者，全身骨节不能自由活动，疼痛异常，汗出如注，心中烦乱。治疗时可取三阴经的穴位，针刺用补法。

（6）针刺阴经或阳经的穴位：一般用于厥痹的治疗。

《灵枢·寒热病》："厥痹者，厥气上及腹。取阴阳之络，视主病也，泻阳补阴经也。"厥痹是厥逆之气上及腹部，治疗时可取阴经或阳经的络穴，但必须查明主病的所在，在阳经用泻法，在阴经用补法。

（7）针刺周身痹痛：《灵枢·周痹》："周痹者……痛从上下者，先刺其下以过之，后刺其上以脱之，痛从下上者，先刺其上以过之，后刺其下以脱之。"周痹，疼痛从上部发展到下部的，先刺其下部，以阻遏病邪的进一步发展，后刺其上部以解除痛源；疼痛从下部发展到上部的，先刺其上部，以阻遏病邪的进展，后刺其下部以解除痛源。

《内经》详述了治疗不同痹证的针刺部位、深度和针刺方法，还论述了如"从阴引阳""从阳引阴""以右治左""以左治右"等针治大法；又如"以月死生为数"治疗行痹，以"先刺其下以遏之"或"先刺其上以遏之"治疗周痹；以"刺其肿上，按出其恶气"治疗风痹；治疗众痹，则应"痛虽以止，必刺其处，勿令复起"等。还有"天人相应"之四时刺灸取穴法，行痹针治也可在局部取穴加风府、风门、膈俞、肝俞等以治血祛风。《内经》治痹，还多以痹着之处"阿是穴"为主，但是关于具体取穴、穴位归经的记载极其少见。

（二）《伤寒杂病论》

《伤寒杂病论》合十六卷，倡导伤寒六经辨证和杂病的八纲辨证原则，发展了中医辨证论治理论。在《内经》基础上，进一步发展了痹证的理论，如《伤寒论》"太阳病""少阴病"中零星提出了痹证的证治；在《金匮要略》中，论述了“历节风”“血痹”等痹证证型。所论述的“湿家”“风湿”“湿病”“历节风”“血痹”属中医痹证范畴，临床症状突出表现为皮肤、肌肉、关节肿胀、疼痛，甚至关节变形，其所描述的临床症状与西医学所说的类风湿关节炎、骨关节炎、痛风性关节炎等风湿类疾病有很强的相关性。

《伤寒杂病论》认为，痹证的产生在外与感受风、寒、湿、热等邪气有关，在内与营卫不和、脏腑虚损及瘀血闭阻等因素有关。张仲景治痹核心在辨证论治、遣方用药方面的阐发，治痹大法有发汗、散寒、祛湿、清热、补益脏腑、调和营卫及活血化瘀等。多用发汗祛湿的汤药治疗，并广泛付诸临床实践，关于痹证针灸疗法的介绍很少。

二、晋唐时期

《脉经》《针灸甲乙经》总结和继承前人的著述和经验，对痹证的认识更加深入，对痹证治疗的论述更加具体。

（一）《脉经》

《脉经》关于痹证的记载，散落于各卷的论述中，主要集中在《脉经》卷第六和卷第八，论述了脏腑病变所导致的痹证症状，同时，论述了相关的针灸治疗方法。它继承和发展了《内经》《难经》之精华，创立了独到的刺灸方法，完善了四时五脏刺法的理论，改进了对五脏病变引起的痹证的针灸治疗方法。《脉经》明确论述了在不同季节治疗脏腑病证的五输穴取穴、刺法，并增加了灸疗的内容；此外，还论述了治疗相应内脏引起特定痹证的针灸疗法。标本同治，内容新颖。

1. 四时五脏针灸疗法

《脉经·肝足厥阴经病证第一》：“肝病……春当刺大敦，夏刺行间，冬刺曲泉，皆补之；季夏刺太冲，秋刺中郄，皆泻之。又当灸期门百壮，背第九椎五十壮。”

《脉经·心手少阴经病证第三》：“心病，其色赤，心痛，短气，手掌烦热……春当刺中冲，夏刺劳宫，季夏刺大陵，皆补之；秋刺间使，冬刺曲泽，皆泻之。又当灸巨阙五十壮，背第五椎百壮。”

《脉经·脾足太阴经病证第五》：“脾病……体重节痛……春当刺隐白，冬刺阴陵泉，灸泻之；夏刺大都，季夏刺公孙，秋刺商丘，皆补之。又当灸章门五十壮，背第十一椎百壮。”

《脉经·肺手太阴经病证第七》：“肺病……春当刺少商，夏刺鱼际，皆泻之；季夏刺太渊，秋刺经渠，冬刺尺泽，皆补之。又当灸膻中百壮，背第三椎二十五壮。”

《脉经·肾足少阴经病证第九》：“春当刺涌泉，秋刺复溜，冬刺阴谷，皆补之；夏刺然谷，季夏刺太溪，皆泻之。又当灸京门五十壮，背第十四椎百壮。”

2.五脏病变引起的痹证的针灸疗法

《脉经·肝足厥阴经病证第一》：“邪在肝……恶血在内……节时肿。取之行间以引胁下，补三里以温胃中，取血脉以散恶血。”

《脉经·心手少阴经病证第三》：“心病者，胸内痛，胁支满，两胁下痛，膺背肩甲间痛，两臂内痛。虚则胸腹大，胁下与腰背相引而痛。取其经，手少阴、太阳，舌下血者。其变病，刺郄中血者。”

《脉经·肺手太阴经病证第七》：“肺病者，必喘咳……背痛，汗出，尻、阴、股、膝挛，髀、腨、胻、足皆痛……取其经手太阴，足太阳之外、厥阴内、少阴血者。”“邪在肺，则皮肤痛……取之膺中外俞，背第三椎之傍，以手痛按之，快然，乃刺之；取之缺盆中以越之。”肺病引起的尾骨、阴部、股、膝部拘挛，股骨、腓肠肌、胫部、足部疼痛，治疗时取本经手太阴肺经，并取足太阳经脉之前、足厥阴经脉之后的足少阴肾经，视其血脉充盈之处，刺出其血。邪气在肺，则见皮肤痛，取胸部外侧的中府、云门等穴，以及背部第三椎旁侧的肺俞穴，先以手用力按压这些穴位，患者感觉舒畅爽快时，用针刺之；并针刺天突穴以散越肺中邪气。

《脉经·肾足少阴经病证第九》治阴痹：“邪在肾，则骨痛，阴痹。阴痹者，按之而不得，腹胀，腰痛，大便难，肩背、颈项强痛，时眩。取之涌泉、昆仑，视有血者尽取之。”即取涌泉、昆仑，有瘀血则刺之出血。

（二）《针灸甲乙经》

晋代皇甫谧所编著的我国第一部针灸专著《针灸甲乙经》，在前人痹证认识的基础上，创新和发展了针灸治痹的内容，并进一步完善了针灸治疗痹证具体取穴和针灸处方。《针灸甲乙经》关于痹证治疗的精华部分在于针对具体痹证症状的具体取穴，内容比较丰富，方法不拘一格，对今天针灸临床治疗痹证仍有很大的指导意义。

1. 明确穴位的具体主治

《针灸甲乙经》在《阴受病发痹第一（下）》中共列举了19种肢体痹证的主治穴为单穴。大多数单穴主治病症关联着远近两处的病变。如“腰以下至足清不仁，不可以坐起，尻不举，腰俞主之”。即腰俞穴既主足清不仁，又主腰尻不举。由此可以证明腧穴的近治与远治作用在晋代已被应用于临床。

2. 以部位或经脉代替腧穴

《阴受病发痹第一（下）》：“骨痹举节不用而痛，汗注烦心，取三阴之经补之。厥痹者，厥气上及腹，取阴阳之络……”这里以“三阴之经”和“阴阳之络”代指针刺腧穴，言其大致的针刺部位。又如：“足痹不可举，侧而取之，在枢阖中……”这里“枢阖”，代指针刺的部位（穴位）。除依据部位选取穴位外，当时已经有了全身整体辨证取穴的治疗思想与方法。如：“痹，会阴及太渊、消泺、照海主之”；“肤痛痿痹，外丘主之”；“寒气在分肉间，痛上下者，痹不仁，中渎主之”。这些都是全身整体性的症状，多叙述简短，又无明确的脏腑经脉归属，但在治疗选穴上却都有明确的选择，至少可以反映出这时针灸医学的经验已相当丰富和成熟了。

3. 有选穴原则无具体穴名

《阴受病发痹第一（上）》针治痹证的原则：“五脏有俞，六腑有合，循脉之分，各有所发。”这里指出治疗风寒湿杂至合而为痹以背俞穴、下合穴及各经“脉气所发穴”为主，体现了医家的选穴原则和依据。如治疗众痹，“刺此者，痛虽已止，必刺其处”。指明了具体的针刺部位或穴位。因众痹不同于随脉上下移行游走的周痹，它是全身众多之处皆有痹，左右相应，此发彼止，彼发此止，左右交替，更发更休。故此处痛虽已止，但仍必当刺在此处，勿令复起。这些都是以选穴原则代指具体穴位。

4. 以痛为俞

以痛为俞选穴法是先腧穴时期的主要指导思想与选穴原则。治疗周痹的“先刺其下（或上）以遏之，后刺其上（或下）以脱之”和治疗众痹的“痛虽已止，必刺其处，勿令复起”的选穴方法都体现了这一思想原则。即使腧穴理论形成以后，以局部取穴为主的方法也保留着“以痛为俞”的先导思想，基本都会考虑在病变近处选取穴位。

针灸学发展到晋代已非常成熟和完备了。临床既有治疗众痹痛虽已止，仍必刺其处的选穴方法，又有治疗周痹先刺其下（或上）后刺其上（或下），先截后脱的选穴方法；既有局部取穴的以痛为俞法，又有远端整体取穴的辨证选穴法；既有一穴主远近数处之病的精悍取穴法，又有数穴配伍共主一病的配方选穴法。

（三）《备急千金要方》及《千金翼方》

隋唐时期是中医学发展的重要时期。在此时期的众多医家观点鲜明，著述丰富。对痹证的认识更加深入，关于痹证的针灸治疗更进一步，尤其是《备急千金要方》《千金翼方》中总结了前人的治疗方法，且论述更加具体和详细。列举了针对不同痹证症状的针灸治疗方法，涵盖取穴、刺灸法等内容。

《备急千金要方》和《千金翼方》在痹证论治方面，总结了唐代以前的众多著述，总结了痹证的病因病机，列举了针刺治疗和艾灸治疗痹证两种方法，罗列了刺灸要穴，详细记录了操作过程，为后人呈现了完整的针灸治疗痹证的方案。

针对痹证的治疗，《备急千金要方》提出“针灸攻其外，汤药攻其内”及“针灸之功过于汤药”，认为以内服中药和外敷、针灸相结合的方法治疗痹证，疗效显著。论述了上肢、肩背、腰脊、下肢等身体不同部位的痹证症状、取穴、针灸治疗方法等内容，症状描述较为详细具体，治疗方法多用针刺治疗，也采用艾灸疗法。

对于上肢痹证的治疗，多取局部和邻近穴位，经脉多涉及手三阳三阴经；在治疗肩背部痹证时，多取手太阳小肠经、手少阳三焦经、足太阳膀胱经经穴，同时兼顾足阳明胃经和督脉、任脉；其他经脉，如手阳明大肠经、手太阴肺经、足少阳胆经取穴多取特定穴。在治疗腰脊痹证时，选取经脉主要是足太阳膀胱经，其次是足少阳胆经、足厥阴肝经、督脉，然后是足少阴肾经，最后是足阳明胃经、足太阴脾经、任脉，取穴原则多为局部取穴、近端取穴和远端取穴。在治疗下肢痹证时，多选取足三阴三阳经，取局部穴位和邻近穴位。

书中记载了灸疗寒痹的方法，别具一格，适用于“胫膝疼，腰腿痉挛，足下冷气上侵，不能久立，有时精神萎靡嗜睡，手脚沉重，日觉消瘦”等寒痹症状。施灸于两侧悬钟穴。方法是用草顺手指中部指纹量取三横指的宽度，草的两端要与手指两边对齐，将此草用来量取外踝。将踝骨下端与草下端对齐，向上量取，在草上端骨骼处点上标记。施灸的壮数与患者年龄相同。注意若灸治一次即可痊愈，则不能再次施灸；待天气晴朗的日子，午后在门外四方通达的道路上灸治，有良好的疗效；若时间长了疾病复发，依照上法再次灸治；如有愿意施灸壮数更多一些的患者，可在七天之后再灸七壮。

（四）《外台秘要》

《外台秘要》为后世针灸治疗痹证的发展做出了卓越的贡献，汇总了前人的治痹方法，包括取穴定位、具体主治、施灸壮数、注意事项等诸多方面，还记载了各条经脉治疗不同部位痹证的要穴。其治疗痹证的特点总结如下。

1. 重用灸法

《外治秘要》记载了艾灸治疗痹证的方法，对针刺方法没有论述。重灸轻针的治疗思想，对推动灸法治疗痹证起到积极的作用，但由于其过分强调“针可杀生人，不可起死人”，因而有着自身的局限性。施灸壮数一般为每穴三至五壮。其中，手指、脚趾一般只灸一壮；其他穴位一般灸三壮；病情稍重的灸五壮，有时加至七壮；病情很重的施灸至五十壮。

书中也记录了禁灸穴和慎灸穴，如足少阳胆经的阳关不宜灸，为慎灸穴；足太阳膀胱经的白环俞不可灸，为禁灸穴。

2. 取穴原则

①治疗上肢痹证，取穴多为局部取穴和近端取穴，即围绕具有疼痛麻木或活动不利等痹证症状的肢体、关节就近取穴，或在距离病变部位比较近的范围内选穴。

②治疗肩背痹证主要取局部穴位和近端穴位，有时也取远端穴位（即在距离病变部位较远的范围选穴，通常以肘膝关节以下的穴位为主）。

③对于腰部痹证的灸法治疗主要取膝关节以下穴位，即远端取穴，同时配合局部近取。

④治疗下肢痹证主要取局部穴位和近端穴位，同时也配合远端取穴。

三、宋金元时期

宋金元时期是中医学快速发展的黄金时期。《圣济总录》《子午流注针经》《扁鹊神应针灸玉龙经》《流注通玄指要赋》《针灸摘英集》《扁鹊心书》《备急灸法》《针灸资生经》等著作从选穴、针灸处方、针刺时间、针灸方法等方面进行了论述。如《针灸资生经》中痹证治疗以针灸治疗为主，并列出了具体穴位，如风痹治疗穴位天井、肩井、尺泽、膝关、跗阳、阳辅、阳关、委中、少海、下廉、环跳。宋金元针灸医家治疗痹证选用的101个腧穴，涉及十四正经。经脉的使用上，阳经多于阴经；腧穴的使用上，以足少阳胆经和足太阳膀胱经的腧穴为主，注重特定穴的使用，尤其是五输穴。

金元四大家刘完素、张从正、李杲和朱丹溪通过大量临床实践的探索和理论研究，形成了独特的学术思想，在中医临床用药方面有卓越的贡献，在针灸治疗学上应用也非常广泛。

金元四大家对痹证治法的论述各有侧重。刘完素提倡"火热论"，对于痹证，批评了《太平惠民和剂局方》滥用温燥，并提倡寒凉用药。他在针灸治疗方面也体现了这一学术思想。张从正倡导"攻邪论"，在痹证治疗上，主张首先攻邪，并创造性地发展了《伤寒论》的汗、吐、下三法。在针灸治疗上非常重视针灸在祛邪中的作用。

李东垣倡导"脾胃内伤论"，提出"内伤脾胃，百病由生"的论点。在痹证治疗方面突出了从脾胃论治的学术思想，并常用羌活、独活、蔓荆子、升麻、柴胡等升阳风燥药，以辛香开泄，体现了升阳蠲痹的治疗特点。他的学术思想在针灸学上也得到了充分的发挥，并形成了自己的特点，后世医家称之为"东垣针法"。

朱丹溪提倡养阴学说，在相火论的基础上提出"阳常有余，阴常不足"的学术思想，在临床治疗上重视滋阴降火之法，善用滋阴泻火之剂，创立了滋阴流派。这在他的针灸治疗中也同样得到具体运用。对于痛风一证，朱氏在《丹溪心法》中指出：痛风的病因是湿热凝瘀，隧道不通，不通则痛。并将痛风分为"风热、风湿、血虚、有痰"4种类型。其治疗的主导思想是滋阴清热，活血通络，重点在阴分。他认为"针法浑是泻而无补"，因此在临床上非常重视针刺泻法在治疗中的作用。例如《丹溪心法》中用三棱针刺委中出血治历风、瘀血腰痛。

综上所述，虽然四大医家在论攻、论补方面侧重不同，却共同反映了痹证的治疗大法——扶正祛邪，维护整体，极大地丰富了针灸理论和临床治疗的内容，对后世针灸医家产生了很大的影响。

四、明清时期

明清医家应用针灸治疗痹证，在经脉选用上阳经多于阴经，足少阳胆经、手阳明大肠经和足太阳膀胱经使用频次较高；取穴原则有邻近取穴、远道取穴、循经取穴和按照腧穴特性取穴等；腧穴选用上，以足太阳膀胱经、足少阳胆经和手阳明大肠经的腧穴为主，注重特定穴位尤其是五输穴的使用。

1.处方取穴

明清时期针灸治疗痹证取穴以取单穴为主。主要原因为古代针灸处方配穴理论并不完善，穴位处方由疗效决定，古人认为只要辨证论治，选穴正确，单穴即可治病。

2.经脉使用情况

十四正经中，足少阳胆经使用频次最高，其次为手阳明大肠经，再次为足太阳膀胱经。每条经脉穴位使用数量以足太阳膀胱经使用的腧穴数量最多，共21个腧穴，其次为足少阳胆经15个。由此可见，在经脉的使用频次上，阳经明显高于阴经。阳经中，足少阳胆经使用频次最多，其次为手阳明大肠经，再次为足太阳膀胱经。这与阳经经脉循行、经脉生理功能及主治病候密切相关。

3.穴位使用情况

明清医家应用针灸治疗痹证的最常用穴位是曲池、环跳、合谷、尺泽、阳陵泉、委中等。曲池为手阳明大肠经合穴，位于肘部，乃经气运行之大关，能通上达下、通里达外，具有疏通经络、调和气血、搜风逐邪、化湿舒筋的作用，临床上可用来治疗风寒湿痹证，如上肢痿痹、手臂疼痛麻木、风湿性关节炎等。环跳穴为足少阳胆经穴，并为胆经与足太阳膀胱经交会穴，有疏通经络、宣表散寒、调理气血、祛风胜湿、通阳助阳之效，可治下肢痿痹、腰腿痛等。合谷为手阳明大肠经原穴，长于疏解面齿之风邪，通调头面之经络，是治疗头面五官各种疾患的要穴，通经活络、舒筋利节之力较强，可用于治疗手阳明大肠经循行部位的疼痛、痿痹等，临床可用于面神经麻痹、肌痹等病症的治疗。尺泽是手太阴肺经合穴，具有舒经通络、舒筋利节的作用，可用于治疗肘臂挛痛、上肢瘫痪等。阳陵泉为胆之下合穴，胆经合穴，筋之会穴，所以阳陵泉不但能治疗本经病变，还能治疗胆腑病变，又是治疗筋脉麻痹之要穴，具有舒筋活络、祛风除湿、通痹止痛之功效，可用于治疗下肢痿痹、膝髌肿痛等。委中属足太阳膀胱经，为膀胱经之合穴，膀胱之下合穴，具有舒筋利节的功效，可用于治疗腰背疼痛、下肢痿痹等。曲池、环跳、合谷、尺泽、阳陵泉、委中等穴位使用频次较高，表明其在针灸治疗痹证临床运用中的广泛性和普遍性，可为当今的临床实践提供一定的借鉴意义。

第二节　针灸治疗痛风的现代经验

随着社会的不断发展，痛风的发病率逐年增高，研究此病的有效治疗方法具有重要的意义。目前西医治疗痛风主要是抗炎镇痛，常用药主要有秋水仙碱、解热镇痛药、糖皮质激素和其他镇痛药，这些药物使用及禁忌如第三章所述，有严格的注意事项。中医治疗痛风历史悠久，其中针灸疗法是目前治疗痛风的有效措施之一。它是中医传统特色疗法，历史悠久，具有独特的优势和广泛的适应性，起效迅速，疗效显著，操作方法简便易行，医疗费用经济，副作用极少，患者满意度高，值得临床大力推广使用。

近年来，国内学者对针灸治疗痛风的研究取得了很大进步，研究表明针灸治疗痛风疗效确切，能够有效改善痛风患者的中医证候，展现出其独特的优势与广阔的前景。针灸治疗痛风的文献，多以刺血、针刺为主，部分加以艾灸、电针配合运用。通过文献研究，归纳总结针灸治疗痛风的方法包括火针疗法、电针疗法、艾灸疗法、毫针刺法、温针疗法、刺络放血疗法、针刀疗法、特定腧穴特定针法及特色疗法等，现将研究结果概述如下。

一、火针疗法

火针是古代九针中的一种，亦称“燔针”“烧针”“焠针”，根据中医学“以痛为腧”的理论，利用针的机械性刺激和灸的温热性刺激相结合，通过以热引热之效促进经络气血通畅，以达到治病的目的。其具有温经通络、祛风除湿、活血化瘀、软坚散结、消肿止痛的作用。方法是将针具在火上烧红，迅速刺入穴位，针刺的深度按照患者关节病变情况决定，一般是在0.3~1寸之间，针刺时一定要注意准确迅速，对腧穴的刺激时间长，刺激量大，能持久地产生治疗作用，火针局部刺后会通过针孔流出适量血液，也可祛瘀生新，以血调气，进而达到通其经脉，调其血气之目的，故火针治疗痛风可助阳以温化寒湿，消瘀散结而使病愈。火针是一种安全、有效的治疗方法，对痛风治愈率高、无毒副作用。

（一）单一火针治疗

火针围刺法是根据中医学“以痛为腧”的理论取穴，钱伟华采用火针围刺法治疗痛风性关节炎，根据病变部位、性别、年龄、体质强弱的不同，选用粗细不同的火针进行围刺并散刺数针。针刺深度视病变部位不同而深浅不一，一般为0.3~1寸，隔日1次，10次为1个疗程。在治疗的同时，嘱患者进行饮食调理，忌食高嘌呤食物，避免饮酒。

（二）火针配合药物治疗

李雯晴以基础调护加火针点刺配合西药治疗急性痛风性关节炎。火针常规选穴：主要从循行经过踝部和第一跖趾关节的经脉近端和远端取穴。阿是穴（3个）隐白、解溪、太溪。结合辨证取穴（风湿郁热证加足三里、阴陵泉、曲池、内庭）、局部选穴等，均取患侧穴位。隔天1次，5天为1个疗程，治疗2个疗程，结果显示局部疼痛减轻，并且无毒副作用。

（三）火针配合其他治疗

龚玉林等采用火针围刺结合腹针治疗急性痛风性关节炎。火针：关节红肿处（即阿是穴）。腹针：①主穴：中脘、下脘、气海、关元、滑肉门（双）、外陵（双）、上风湿点（双）；②配穴：膝、踝、脚趾关节加下风湿下点（双），腕、手指关节加上风湿点（双）。火针围刺，5天为1个疗程；腹针直刺，10天为1个疗程。

（四）火针放血

章珍明采用火针点刺放血疗法治疗痛风性关节炎。取穴：患侧行间、太冲、内庭、陷谷、阿是穴。患者取仰卧位，暴露其病变部位，在选取穴位及趾、指等关节红肿疼痛部位常规消毒。用直径为0.5mm的细火针在酒精灯上烧至通红转白亮时对准部位速刺疾出，深度为0.3~1寸，点刺3~4针。每次治疗总出血量根据病变局部的红肿状态、疼痛程度和血尿酸值之高低来决定放血量，轻症约10mL，重症30~50mL，一般为20mL左右。每3天治疗1次，治疗3次为1个疗程，疗程结束后评定治疗效果。火针通过开门祛邪法，可以直接排出瘀血、痰湿等有形之邪。

徐晓明等用火针刺络放血治疗急性痛风性关节炎。取穴：阿是穴（关节肿痛最明显处）。将火针速刺疾出，在关节肿胀明显处散刺数点，加快炎性渗出物的排出。出血初为暗红色，待血色由暗转淡时会自行止血，若血不止者可加压止血，每次放血量约10mL。

许素瑜等运用火针点刺患侧相应经络的郄穴放血法治疗急性痛风性关节炎，

每次放血10mL，隔天1次，连续治疗3次。结果显示郄穴火针放血是治疗急性痛风性关节炎的有效方法，其止痛效果、降血尿酸效果显著。

王吾升选用贺氏特制的盘龙中粗火针治疗痛风性关节炎。将针尖、针体伸入火外焰烧红，对准肿物最高点垂直快速进针，随即出针（约深达0.5~1寸），令其出血。对肿物较大的可在肿物前、后、左、右及中间各刺一针，有时可见血液从针孔向外射出，大部分患者只需治疗1次，在2~3天内肿胀及症状全部消失，少数患者隔2~3天可再行针刺1次，最多不超过3次。

庞素芳采用火针放血疗法治疗痛风性关节炎。针刺取穴：主穴为行间、太冲、内庭、陷谷和地五会等，配穴以阿是穴为主，均为患侧。选主穴行间、内庭为荥穴，"荥主身热"。太冲、陷谷为输穴，"输主体重节痛"。加足背瘀阻比较明显的络脉（阿是穴），采用火针放血疗法能达到温通经络，活血祛瘀，化湿除痹，消肿止痛之效。火针放血速度快、皮损小、疼痛轻、可达到要求的深度，且针孔畅通，能放出治疗所需血量，值得应用。

潘明甫等运用火针刺血疗法治疗痛风性关节炎。选穴：主穴为阿是穴（关节肿痛或络脉暴露最明显处）。随证取穴：湿热蕴结加内庭、太冲、陷谷、地五会等；瘀热阻滞加行间、血海、三阴交；痰浊阻滞加丰隆、阴陵泉、足三里。针刺深度为10~25mm，每穴1~3针，关节局部肿胀明显者，可在患部散刺3~5针，加快炎性渗出物的排出，每次总出血量控制在30~50mL之间，达到预定值时加压止血。每2天治疗1次，治疗3次为1个疗程。

火针放血配合药物治疗如忍冬藤汤或酸脂清胶囊可清利湿热，祛风止痛，活血通络，能宣通十二经络，祛湿化痰，消除血凝气滞。杨西永运用火针结合忍冬藤汤治疗，选穴以患处充盈、青紫或怒张的络脉，或充血肿胀明显处，或病变部位附近穴位为主，将火针烧红后进行快速点刺，要求点刺准确，一针到位，针刺深度在0.5寸左右，每次选取1~3个点。根据病变局部的红肿、疼痛程度和血液中尿酸值的高低决定放血量，或以血色由暗红色或深红色转为淡红色为度。隔日1次，治疗5次为1个疗程，共计10天。同时口服忍冬藤汤，对改善关节肿痛确有特殊功效。

洒玉萍和文绍敦采用火针放血配合中药治疗急性痛风性关节炎。选穴：主穴为行间、太冲、内庭、陷谷、地五会和足临泣等，配穴以阿是穴为主，均取患侧。中药予酸脂清胶囊，该药由大黄40%、姜黄33%、土茯苓27%按比例配成，三药合用共奏清热解毒，消肿止痛，化瘀祛浊的功效。

刘进等使用火针针刺痛风患者疼痛部位，同时予以棉签挤压针刺部位，可见乳白色石灰样痛风结晶渗出，1h以后外敷院内制剂四黄水蜜（大黄、黄芩、黄柏、黄连），四黄水蜜有清热燥湿、泻火解毒、消肿止痛等作用。通过皮肤渗透、吸收，直接进入病变部位，从而发挥治疗作用。每日1次，7天为1个疗程。

【验案】患者男，58岁，干部。1998年6月17日初诊。左足外侧关节反复疼痛15余年，加重1天。经外院诊断为“痛风”。症见面色苍白，呻吟不已，呈急性痛苦面容。检查见左足外侧跖趾关节处红肿，局部发热肿胀，疼痛拒按。血尿酸860.2μmol/L。诊断为“痛风”。局部用75%酒精常规消毒后，用贺氏特制的盘龙中粗火针速刺痛处，针后患者局部肿胀、疼痛大减，3日后复诊，红肿、疼痛等症状全部消失。

【评析】采用单纯火针、火针配合药物、火针放血治疗痛风，针刺选穴以患处充盈、青紫或怒张的络脉，或充血肿胀明显处，或病变部位附近穴位，或以郄穴为主，其主要机制在于清热祛湿，消痰化瘀，即借“火”之力而刺激病灶局部，集毫针与艾灸的功效于一身，从而调和气血，开门祛邪。也可起到寒病得火而散，热病得火而解，虚证得火而壮，实证得火而泻，痰瘀得火而行的作用。

其次，火针局部刺后会通过针孔流出适量血液，可以迅速排放高黏度、高压力、含有大量尿酸盐的血液，降低血管张力，降低毛细血管阻力，减少局部炎性刺激，瘀血痰浊随血而出，达到祛瘀生新、通其经脉、调其血气之目的。

二、电针疗法

电针是针与电两种刺激相结合的疗法。模拟手针刺激，代替手法运针，节省了人力，同时电刺激参数可人为、量化控制，操作简便明了，因此电针在治疗痛风性关节炎方面具备其特有的优势。痛风性关节炎多累及跖趾关节，其次为踝、跟、膝、腕、指、肘等关节，90%为单侧发病，偶尔双侧或多关节同时或先后受累，呈典型的红、肿、热、痛症状。电针治疗可以通络散结、消肿止痛。

（一）单一电针治疗

采用电针治疗急性痛风性关节炎，取穴以局部阿是穴为主。采用围刺法对疼痛关节进行针刺，刺后接G6805电针治疗仪，用连续波治疗30min，每天1次，治疗5天后观察疗效。

针刺取肝、脾、肾三经交会穴三阴交、脾经合穴阴陵泉以健脾利湿祛瘀，三焦背俞穴三焦俞疏通水道以使肺、脾、肾等输布调节水液的功能得以实现，肝经输原穴太冲、肝经荥穴行间理气止痛，同时取关节局部腧穴，可以疏通局部经气。诸穴共用以达到通经化瘀，消肿止痛之目的。根据病变部位的不同配穴：三阴交、丰隆、阴陵泉、血海、中髎、肾俞，病变关节局部及邻近的穴位，病变关节在下肢的加用内庭、太冲；病变关节在上肢的，加用合谷、液门、二间。通过电针针刺丰隆、三阴交、阴陵泉、中髎、肾俞利尿通淋，改善血液在肾脏细胞膜的通透性，从而恢复肾脏自身排泄尿酸的能力。电针治疗痛风性急性关节炎具有良好的疗效，且对肾功能无不良影响，是痛风伴肾功能不全的有效治疗方法。

电针具有很好止痛效果，而且频率的选择与其疗效有着直接的关系。邹燃等则将90例急性痛风性关节炎患者随机分为100Hz电针组、2Hz电针组、西药组3组，每组30例，电针治疗常规取穴均用捻转补法，用韩氏电针治疗仪给予电刺激。刺激参数：频率为2Hz或100Hz，刺激开始的电流强度为0.5mA，10min后增至1mA，又10min后增至2mA，共刺激30min。同时用毫针刺激局部阿是穴，以泻法为主。每天1次，6天为1个疗程，观察1个疗程。低频电针组的镇痛起效时间及维持时间、降尿酸，均优于高频100Hz电针组。

孙承玟将60例患者按照随机数字表法以1∶1的比例分为2组，最终有完整资料者共58例。单纯针刺组（30例）：主穴取双侧足三里、阴陵泉、三阴交、曲池，患侧阿是穴，结合随证配穴，用毫针针刺，每次留针30min。电针组（28例）：毫针操作同单纯针刺组，在留针过程中选取双侧足三里、三阴交及患侧阿是穴，予疏密波电针治疗。结果显示两者均能明显改善关节疼痛、肿胀等症状，有效降低血清尿酸；但在减轻临床症状方面，电针疗效优于单纯针刺治疗。

韦氏对急、慢性痛风性关节炎的治疗上，主穴取双侧足三里、三阴交。对所选穴位常规消毒，用指切法进针，行缓慢小幅度提插捻转，得气后留针，接电针，用连续波，频率为300~400次/min，留针25min，每天1次，5次为1个疗程。足三里为足阳明胃经经穴，擅健脾化湿，三阴交长于清热除湿，两穴合用共奏去伏热、化郁湿之效。

（二）电针配合刺络放血治疗

电流通过毫针刺激腧穴，起到疏经活络、化瘀止痛、运行气血等作用，增强刺激和止痛效果。同时运用局部放血疗法，将热邪从瘀血中带出。

吴云天等电针取穴足三里、三阴交、阿是穴，配合足部浅表静脉及阿是穴火针点刺放血，能有效降低血尿酸。

金泽等电针取穴：发于足部关节者，主穴取三阴交、阴陵泉、阳陵泉、丰隆，配穴取病变部位所属经络相对应的输穴，如发于第1跖趾关节者，取太冲、太白；发于手部关节者，主穴取曲池、合谷，配穴取病变部位所属经络相对应的输穴。刺络放血方法：发于足部关节者，尽可能选取离疼痛局部最近的足背静脉；发于手部关节者，尽可能选取离疼痛局部最近的手背静脉，扎止血带，常规消毒后用一次性采血针连接20mL注射器穿刺相应静脉，针尖方向为离心侧，放血10mL。隔日1次，2周为1个疗程。

覃丽采用电针治疗痛风。主穴：外关、合谷、血海、阳陵泉、足三里、三阴交、太溪、太冲、阿是穴。配穴：第1跖趾关节肿痛者，加隐白、公孙；踝关节肿痛者，加申脉、照海、解溪；膝关节肿痛者，加内外膝眼、阴陵泉；肘关节肿痛者，加曲池、尺泽；腕关节肿痛者，加阳池、养老。取针后，予红肿热痛处常规消毒后，选7号注射器针头在患处刺络放血，点刺后立即拔火罐在放血处，出血量以血液在罐内凝固后为宜；如红肿部位不适合拔火罐，则挤出瘀血，每处挤出瘀血量约浸透1~2根棉签。

（三）电针配合外用药治疗

电针结合自制加味金黄膏外敷治疗痛风性关节炎安全有效，远期疗效稳定。肖贵容等用电针治疗痛风性关节炎患者。主穴取患侧足三里、阴陵泉、丰隆、三阴交、太溪及阿是穴，肘关节痛风加手三里和曲池；膝关节痛加血海和膝眼；第一足跖趾关节痛加隐白、太冲；腕关节痛加外关、合谷；踝关节痛加悬钟、昆仑等。电针的刺激量以患者可耐受为度，采用疏密波，每次电针20min，每日1次，7次为1个疗程。中药外敷治疗药用土茯苓30g、山慈菇15g、延胡索10g、黄柏10g、大黄15g、芒硝6g、栀子15g、石膏20g，上药共研为末，过120目筛。取凡士林200g加热成液体，与药粉调成药膏，用时直接涂于患处，用纱布覆盖，胶布固定，1天换药1次。连续使用1~2周。中药外敷方中土茯苓、山慈菇可以清热解毒，泻火除湿，通利关节，消肿散结；大黄具有逐瘀通经、清热泻火、凉血通经之功，和芒硝合用可以清热泻火解毒、消肿化瘀；黄柏、栀子清热解毒，延胡索行气活血止痛，石膏则清热收湿生肌，可明显增强活血化瘀、通络止痛、清热除湿的效果。

（四）电针配合内服药治疗

电针联合加味四妙汤能显著改善湿热蕴结型痛风性关节炎患者的病情。何斌华运用电针结合加味四妙汤治疗急性痛风性关节炎患者。先针刺双侧足三里、三阴交、丰隆及患处阿是穴后，选择主穴连接G6805低频脉冲治疗仪进行治疗，采用疏密波，刺激频率设为14~26Hz，电流大小以患者感觉舒适即可，通电30min，每天1次。依据补虚泻实的基本治则，重视调补脾肾二脏，着重治理湿热。确定了以健脾益肾、清热化湿为主，兼以化痰通络的治疗大法，疗效显著，且不良反应小。

（五）电针配合拔罐艾灸治疗

曹晶晶等采用电针拔罐艾灸三联治疗急性痛风性关节炎。电针主穴取患侧足三里、阳陵泉、三阴交、公孙、八风、太冲、阿是穴。湿热阻痹证配双侧阴陵泉、曲池；瘀热内郁证配双侧合谷、血海；痰湿阻滞证配双侧丰隆、阴陵泉；肝肾阴虚证配双侧太溪、肾俞。电流以患者能耐受为度，留针30min出针（摇大针孔慢慢出针）并泻八风穴（浅刺疾出）。出针后用火罐拔于施针处，留罐3min，起罐后点燃纯艾条1支，分别在上述施针穴位上施温和灸，艾火距穴位约35mm，以施灸部位局部潮红而又不产生灼痛为度，每穴10min。上述治疗每天1次。电针的镇痛、对机体各系统功能的调整和增加机体的防御免疫作用，同拔罐的负压作用、温热作用，再加上艾条温和灸的清利湿热、活血祛瘀、疏通经络、健脾治本作用，有助于血尿酸排泄，从而使筋脉通畅，气血调和则痹痛可蠲。

（六）电针配合穴位注射治疗

邹燃等认为电针结合穴位注射是治疗痛风性关节炎的有效方法。针刺取穴足三里、三阴交、阿是穴，针刺得气后连接电针，令足三里和三阴交构成回路，用韩氏电针治疗仪给予电刺激，共刺激30min。穴位注射，抽取复方当归注射液2mL，配以0.9%氯化钠注射液4mL，注射至足三里和三阴交。临床疗效良好。

【验案】段某，男，37岁。因右侧第一跖趾关节红、肿、热、痛，伴行走不利1天来诊。自述：痛风病史2年，因饮食不慎，夜间突感右侧第一跖趾关节红、肿、热、痛，次日晨起即感行走不利，自服吲哚美辛片50mg，疼痛无缓解。查体：右侧第一跖趾关节红、肿、热、痛，活动不利。实验室检查：血尿酸568μmol/L。诊断为急性痛风性关节炎。给予上法治疗3次痊愈，复查血尿酸325μmol/L。嘱其注意饮食，严格控制高脂肪、高蛋白食物的摄入。随访1年未复发。

【评价】电针疗法具有通络散结、消肿止痛的功效，能明显改善关节疼痛、肿胀等症状，有效降低血清尿酸。在急性痛风性关节炎治疗过程中，控制疼痛是首要目的，而电针疗法既拥有针刺所能产生的抗炎作用，又在镇痛方面较之单纯毫针针刺具有明显的优越性，这就使得电针在急性痛风性关节炎的治疗中成为首选方案。另外，电针治疗急性痛风性关节炎具有良好的疗效，且对肾功能无不良影响，是伴肾功能不全痛风的有效治疗方法。

三、艾灸疗法

艾灸是中医传统的外治方法之一，具有温通经络、行气活血、祛湿消肿散结的作用。

郑春爱和徐立认为麦粒直接灸治疗急性痛风性关节炎疗效确切。取穴：阿是穴；足三里、阴陵泉、曲池，均取双侧。操作方法：用2%碘酊消毒后，以棉签蘸取红霉素药膏涂于穴位，取麦粒大小灸炷，从上到下施灸。足三里、阴陵泉用补法，待灸炷自然烧尽、患者诉已无热感时扫去灰烬；阿是穴、曲池用泻法，点燃艾炷后，以纸片扇动加速其燃尽。再次施灸时选取穴位附近、与上次不同、皮肤状况较好的部位。通过不同操作方法达到补泻的目的。足三里为胃经合穴、胃之下合穴，阴陵泉为脾经合穴、祛湿要穴，二穴同用补法，健运中州脾胃之土以助胜湿。选曲池寓意有二：一为泻热，二为曲池为手阳明大肠经合穴，与足阳明经合穴足三里上下相配，合合共用，协同调节脾胃运化水湿的功能。选取阿是穴，意在以温和热气通泻局部郁热，开散腠理，宣泄郁热以达泄热之效。每穴3壮，灸处用消毒纱布包扎。3日1次，3次为1个疗程，疗程间隔3天。若治疗过程中皮肤出现水疱，则以毫针挑破水疱，挤出内容液后消毒包扎。嘱患者灸处避免沾水、卧床休息、抬高患肢、避免负重、穿宽松鞋袜、禁食高嘌呤食物、忌烟酒、多饮水。

吴金星认为痛风早期表现为热证阶段即可灸治，着肤灸适用于反复发作及高尿酸血症者，能迅速终止急性发作，并能有效地防止复发及并发症的发生。施灸时间多选春夏季节，尤以端午至三伏天为佳，但急性发作者应视具体发作时间而定。对慢性痛风性关节炎，根据“缓则治其本”原则，常于每年三伏天在膏肓、关元、足三里、三阴交中取1~2个穴位施以着肤灸法。

痛风性关节炎发作间歇期在治疗上以解毒利湿通络为主。张文君等运用艾灸配合药茶治疗64例痛风性关节炎发作间歇期患者，艾灸治疗取阿是穴、足三里、商丘，每次选3~4穴，用直径30mm、长200mm艾条点燃后悬灸，每穴灸30min。隔日1次，30天为1个疗程，3个疗程后统计疗效。药茶以祛湿解毒为主，用药：土茯苓3g、车前草3g、绞股蓝3g、秦皮3g、威灵仙3g、陈皮3g。沸水冲泡代茶饮。每日1剂，30天为1个疗程，3个疗程后统计疗效。

刘敦玉等采用艾灸治疗慢性痛风性关节炎患者，取患侧足三里、阳陵泉、三阴交、公孙、八风、太冲、阿是穴。用直径30mm、长200mm的艾条点燃后悬灸，艾火距穴位约35mm，以局部潮红而又不产生灼痛为度，每穴灸10min，每日1次，30天为1个疗程，1~2个疗程后统计疗效。

【验案】

案一 患者，男，37岁。初诊日期：2008年6月17日。主诉：左侧第一跖趾关节肿痛伴行走不利3天。患者于3天前聚餐时饮用冰镇啤酒等，当晚出现上述症状，既往无类似病史。次日就诊检测血尿酸497μmol/L，西医确诊为痛风性关节炎。经人介绍来我处针灸治疗。查体：形体偏胖，左足第一跖趾关节及足跗部红肿、灼热且触痛明显；舌质红、苔黄腻，脉弦。属中医湿热痹证，取局部阿是穴（左足第一跖趾关节部压痛最明显处），采用直径5mm、高8mm的艾炷行着肤灸7壮。灸毕疼痛明显减轻，灸疮局部贴以自制传统薄贴膏药（主要药物：黄芪、皂角刺、白芷、血竭等），待灸疮正常透发时膏药需每日一换，如脓液较多嘱其及时更换，期间不可间断，一般贴敷1个月左右灸疮即自行结痂脱落。灸疮养护过程中以穿着宽松布鞋为宜，灸疮部位不宜沾水，以免感染。

案二 患者，男，58岁。初诊日期：2010年7月19日（头伏）。主诉：左侧膝关节肿痛反复发作2年余。患者于2年前开始出现左侧膝关节局部肿痛，发作时局部肿痛伴行走不利。西医检查确诊为痛风性关节炎，服用秋水仙碱及别嘌呤醇等药。近1年来发作渐趋频繁，今年已发作4次，且症状不能完全缓解，上下楼梯膝部有重着、酸痛感。查体：左膝关节轻度肿胀，皮肤呈暗红色，伸屈尚可，髌骨上缘压痛。平素身体健壮，血尿酸624μmol/L，血脂偏高，B超示：脂肪肝。患者从事保安工作，以夜班为主。根据体形偏胖、关节肿痛反复发作等特征，属中医“寒湿痹证”范畴。其主要病机系寒湿瘀浊留滞关节经脉，日久成痹。治法：取双侧足三里，采用直径7mm、高10mm的艾炷行着肤灸，每次各7壮，治疗1次。自灸后约3个月内曾发作3次，其中2次发生在灸疮养护过程中，均施以隔物灸对症处理后症状消失。嘱患者戒烟酒、注意饮食和局部保暖。通过上述治疗，半年后复查血尿酸已降至正常，唯血脂略偏高。随访3年关节肿痛未见复发。

【评析】痛风早期表现为热证阶段即可灸治，穴位主要选取患侧足三里、阳陵泉、三阴交、阿是穴等，而且着肤灸能迅速终止痛风急性发作，有效防止复发。至于艾炷大小和施灸壮数，应根据发病季节、患者体质、灸治部位肌肤厚薄、红肿范围大小、疼痛程度、灸时患者的感觉及灸后反应程度等综合判定，以发灸疮为度。若灸后 1 周左右未能形成灸疮者，则补灸一次。

四、毫针刺法

针刺疗法作为中医学的重要组成部分，具有行气活血、化痰除湿、泻热解毒、疏通经络等功效，有操作方便、疗效显著、无毒副作用等特点，在治疗痛风性关节炎等方面有较好的疗效。

（一）单纯针刺法

取病痛关节涉及的脾、肝、膀胱、胃、肾和胆经的五输穴，董氏采用针刺五输穴治疗，取足三里、三阴交、丰隆为主穴，并配用大都、太白、太冲等穴治疗急性痛风，取曲池、足三里、大椎、阴陵泉等穴位进行针刺治疗，实施捻转补泻后留针0.5h。

汪正亮和董鸿智将26例痛风性关节炎患者分为热痹12例，痛痹8例，着痹4例，行痹2例，采取针刺疗法，治疗方法以局部及循经取穴为主。主穴分2组：①肾俞、三阴交；②小肠俞、曲池。配穴分2组：①内踝侧：太溪、大敦、太冲；外踝侧：足三里、丘墟、足临穴。②上肢：合谷、后溪。病变在下肢取第一组穴位；病变在上肢取第二组穴位。治疗时以主穴为主，根据部位酌加配穴。

奚玉凤等采用清热利湿祛瘀针刺法治疗。针刺取穴为双侧八风、三阴交、阴陵泉、血海、上巨虚、下巨虚、曲池、合谷、肿痛关节局部穴2~4个。

阙庆辉等针刺治疗痛风性关节炎。主穴：合谷、太冲、足三里。配穴随各个关节病不同而有所改变。踝关节疼痛加照海、丘墟、申脉；手及腕关节疼痛加阳池、阳溪、外关；膝关节疼痛加膝眼、鹤顶、血海。针法主穴采用平补平泻法，配穴采用泻法，每次留针30min，每天1次，15次为1个疗程。

【验案】

案一　林某，男，68岁。双侧跖趾关节疼痛反复发作3年，复发1周，伴行走困难。检查发现双侧跖趾关节红肿，压痛明显。血尿酸658μmol/L。患者每次发作均需服秋水仙碱片、别嘌呤醇片等药物，此次发作服药后症状无明显改善。选取双侧支沟、足三里、筑宾、三阴交、太冲、阳陵泉。太冲、阳陵泉用泻法，支沟用平补平泻法，足三里、筑宾、三阴交用补法，留针30min，每日治疗1次，15次为1个疗程。经上述针灸治疗1个疗程后，患者双侧跖趾关节红、肿、热、痛明显改善，复查血尿酸恢复正常。再巩固治疗1个疗程。3年后随访无急性关节疼痛发作。

案二　李某，男，55岁。近日突然出现左第一跖趾关节疼痛。检查：局部红、肿、压痛明显，左足不能下地行走。血尿酸345μmol/L，尿尿酸6.6mmol/d。X线检查：关节肿胀，无痛风石沉积，关节轻度缺损。既往有类似发作史。诊断为痛风性关节炎。取左侧太冲、太白、三阴交、足三里穴。针刺2次后症状缓解，针刺12次诸症消失，针刺2个疗程后复查血尿酸为240μmol/L，尿尿酸为4.8mmol/d，随访2年未复发。

案三　何某，男，72岁，1993年5月6日初诊，有痛风病病史已10年，遇寒或饮酒后即复发，每次发作时先右踇趾肿痛，随后左踇趾肿痛，用秋水仙碱、别嘌呤、消炎痛治疗效果不明显，服用后方可缓解疼痛。此次发作时，双踇趾、双膝关节均肿胀疼痛，因服用后疼痛不缓解而来就诊。就诊时右踇趾踝关节、膝关节肿痛，双足不能着地。伴有头昏，烦躁易怒，苔黄脉弦数，血尿酸0.45μmol/L。采用泽田健先生经验穴，单取双侧小肠俞，行强刺激，提插捻转，待患者感腰髂部酸胀明显后留针20~30min。患者在留针期间即感踝关节及踇趾背侧有轻松感，针刺完毕，疼痛的踇趾已能着地。经3次针刺治疗，患者从原来的靠服止痛片才能入睡的习惯中摆脱出来但复查血尿酸仍高于正常值（0.38nmol/L）。半年后随访，偶有隐痛，服用药物能缓解。

【评析】遵循局部及循经取穴的原则，针刺治疗痛风主穴有足三里、三阴交、阴陵泉、支沟、筑宾、大都、太白、丰隆、内庭、陷谷及受累关节局部瘀阻比较明显的络脉（阿是穴）等。曲池、大椎、肾俞、关元、商丘。肘关节肿痛配穴加合谷、曲池；膝关节肿痛配穴加阳陵泉、外膝眼、内膝眼、血海；腕关节肿痛配穴加阳池、合谷、外关；踝关节肿痛者加昆仑、解溪等；第1足跖趾关节肿痛者加太冲。

足三里是足阳明胃经之合穴，三阴交是足三阴经之交会穴，阴陵泉是脾的合穴，“荥主身热，输主体重节痛”，内庭为荥穴，陷谷为输穴，诸穴相配可以通络、除湿、健脾。筑宾补肾清浊，支沟通利三焦。加之局部取穴：曲池清热祛风通络；合谷宣泄气中之热，升清降浊，疏风散表，有宣通气血之功；太冲疏泄清热。加强了清热利湿与祛痹通络之功。针刺外关、风池可疏风泻热；针刺血海、三阴交等可活血化瘀，宣痹通络；针刺丰隆、阴陵泉、内庭等可化痰除湿，促进湿浊邪气排出体外，所选诸穴可清热、通络止痛、补肾健脾、升清泌浊，降低血尿酸的生成，增加血尿酸的排泄，从而使关节疼痛缓解。

针刺疗法治疗痛风能有效改善患者的关节功能及关节肿胀、疼痛、皮肤温度异常等症状，降低其发病关节的数量。在针灸处方的组成上多采取标本兼顾、局部取穴与循经取穴相结合，并取病痛关节涉及的脾、肝、膀胱、胃、肾和胆经的五输穴，用平补平泻手法。多针围刺法治疗急性痛风性关节炎，直接多针围刺患病局部，刺激量大、针感强烈、作用集中，所选诸穴有较强的清热祛风、散瘀止痛作用，能改善局部的血液循环，调节机体代谢功能，对患者血清尿酸紊乱状态起良性调整作用，并能抑制炎症反应。

（二）针刺配合内服药

1. 针刺配合自拟方

程远东等运用针刺结合自拟方治疗痛风性关节炎，根据中医诊断标准的方法取穴，选取患者发病部位周围的五输穴、阿是穴，辅以双侧太冲、曲池等穴。选取穴位后利用针刺手法中的快针法，快速进针，进针后用泻法行针10s后出针，每日1次。同时每天选用自拟方：银花藤30g、紫花地丁20g、蒲公英20g、野菊花20g、重楼15g、秦艽15g、赤芍12g、苍术12g、黄柏12g、川牛膝12g、甘草9g。水煎服，每日1剂，1日2次，年龄较大者银花藤剂量减半。利用针刺手法中的泄法，引邪外出，以疏通病变部位的脉络，同时配以自拟方，全方共奏清热燥湿、活血散瘀、消肿止痛、排脓解毒之功。

张涛等运用中药配合针刺治疗痛风性关节炎，中药处方药物为川芎、当归、威灵仙、法半夏、桃仁、地龙、延胡索、细辛、独活、茯苓、鸡血藤，并结合临床随症加减。针刺取主穴申脉、照海、悬钟、三阴交、昆仑、阿是穴等，取配穴足三里、阳陵泉、阴陵泉、太冲、血海、委中等。用1~1.5寸毫针进针后行捻转或提插泻法，得气后，再针所选配穴，进针后行平补平泻法，均留30min，治疗采用辨证配伍并配合针刺及调理饮食，起到健脾益肾、益气祛湿、活血化瘀、涤痰通络、疏通经脉的作用。

桂敏等针刺加中药内服治疗急性痛风性关节炎。针刺取穴为阿是穴、局部经穴、阴陵泉、足三里、三阴交等；中药内服方主要由土茯苓、薏苡仁、威灵仙、秦艽、萆薢、豨莶草等组成，针刺所取阿是穴为病痛局部循经选穴，可疏通经络气血，使营卫调和而风湿热等邪无所依附，痹痛遂解；三穴相配能健脾、化湿、通络；大椎、曲池可疏风泄热、利水消肿。诸穴配伍，清热利湿，祛痹通络。中药方中秦艽、豨莶草、威灵仙、木瓜、海桐皮等属祛风湿药，能祛风除湿，通络止痛；薏苡仁、泽泻、虎杖等属利水渗湿药，能加强本方中的利湿效果；栀子、石膏清热泻火，丹皮、赤芍清热活血；牛膝、地龙活血通络；白芍养血敛阴止痛；百合清心安神；土茯苓解毒、除湿、利关节，可助升清降浊；萆薢有利分清泌浊。诸药配伍，具有清热祛湿、通络止痛之效。针药并用，内外合治，能够加强清热活血、消肿止痛的功效。

金泽等治疗痛风性关节炎，踝关节肿痛取悬钟透三阴交、商丘透照海；膝关节肿痛取阳陵泉透阴陵泉、梁丘透血海；肘关节肿痛取曲池透少海、手三里透尺泽。用毫针快速进针，采用透刺针法，从阳经腧穴透刺入阴经腧穴，均用泻法，局部腧穴围刺。每日治疗1次，7次为1个疗程，共治疗1个疗程。中药治疗给予自拟痛风方中药内服。药物组成为土茯苓15g、生大黄3g、威灵仙10g、秦艽10g、桃仁10g、猪苓10g、苍术10g、黄柏6g、车前子15g、茯苓10g、忍冬藤15g、防己10g。将以上中药颗粒混匀，分为2等份，早晚分服，共服7天。

周贤华取脾肾两经穴位为主、阳明经为辅。针刺取穴：阴陵泉、三阴交、太溪、曲池、丰隆。随症加减：跗趾关节痛加太冲、大都、太白；跗跖关节痛加八风；踝关节痛加丘墟、商丘、照海；膝关节痛加膝眼、足三里、血海；指腕关节痛加合谷、阳溪、鱼际、八邪。针用泻法，得气后留针20min，并可加温针灸。每日1次，7次为1个疗程。内服中药：以泄浊化瘀为法。基本方：土茯苓、萆薢、薏苡仁、泽泻、泽兰、赤芍、虎杖。辨证加减：湿郁化热者加苍术、黄柏、怀牛膝、忍冬花；偏寒者加制川乌、制草乌、桂枝等；痛甚者加蜈蚣、全蝎、乌梢蛇；肿甚者加车前子、冬瓜仁、赤小豆；慢性肿痛者加白芥子、制胆星、鹿角胶。用药方法：日1剂，每日2次，水煎服。

2. 针刺配合茶饮

薄海艳等采用针刺配合茶饮治疗痛风性关节炎。①要求患者合理饮食、运动锻炼、戒烟等生活方式改变。②针刺气海、关元、中极，引气归原，配以两侧足三里、三阴交、太冲穴。③药饮，每日服用降尿酸茶，成分为丹参5g、川芎5g、泽泻5g、茯苓5g、熟地5g、绞股蓝5g、吴茱萸5g。药用保肝、护肾、健脾，通过益气活血通络、祛风散寒、软坚散结，促进尿酸排泄。对高尿酸血症患者行针刺与药饮干预，在降尿酸、降脂方面有一定的作用。

3. 针刺配合经典方

周命海用四妙散加减配合针刺治疗痛风性关节炎。四妙散加减主要功效清热利湿、化瘀通络。处方组成：苍术10g、薏苡仁15g、黄柏10g、萆薢15g、川牛膝12g、丹参12g、威灵仙12g、土茯苓15g、山慈菇9g、汉防己12g、甘草3g。上肢肿痛加桑枝12g，下肢肿痛川牛膝加倍，热甚加石膏、牡丹皮，湿盛薏苡仁加倍。用法：每日1剂，煎汁300mL，分3次服，一次100mL。针刺主穴：大椎、曲池、血海、三阴交、太冲、足三里、阿是穴。加减：以跗趾及第一跖趾关节肿痛配解溪、照海、隐白；踝关节肿痛配照海、昆仑，膝关节肿痛配犊鼻、梁丘，腕关节肿痛配阳池、外关、阳溪，肘关节肿痛配尺泽、少泽、合谷。方法：用30号1~2寸毫针消毒后直刺，得气后用经穴治疗仪疏密波治疗30min；若红肿痛大椎、曲池、阿是穴点刺出血2~5滴，每日1次。本病病位在关节，本在脾，涉肝，久及肾。以清热利湿、化瘀通络治疗为主。

呼永河等采用针刺加麻黄左经散（麻黄、葛根、细辛、防风、肉桂、羌活等）治疗急性痛风性关节炎。此病因足太阳膀胱经不足所致，将摄失理，风气挟引寒、湿、热，四气流注，此四气可致经脉结滞，血气不行，蓄于骨节之间，此病机为本虚标实，肾与膀胱为虚，风寒湿热为实。

王凤云针刺取太冲、合谷、中脘、水分、地机，配合内服桂枝芍药知母汤为主方加减治疗痛风性关节炎。首次治疗采用三棱针井穴放血，少商、关冲二井穴左取右、右取左，厉兑、隐白、大敦三井穴取患侧。针刺取太冲、合谷、中脘、水分、地机，每次留针30min，每日1次，5天为1个疗程。逢阴历15日左右可再行井穴放血1次。中药内服桂枝芍药知母汤加减：桂枝12g、知母9g、防风6g、芍药6g、麻黄6g、炮附子30g（先煎2h）、白术10g、生姜5g、甘草10g。脉细涩兼肝肾阴虚者或秋冬季节发作者去或减少麻黄、附子的用量，加玄参10g、麦冬10g、生地10g、金银花5g；脉浮或春夏季节发作者加柴胡10g、夏枯草10g；长夏季节发作者加薏苡仁10g、滑石10g、龙胆草10g、栀子10g；口渴、汗出、烦躁者加生石膏10g。每日1剂。水煎600mL，每次服200mL，日3次，5天为1个疗程。

吴江等以针刺加中药汤剂口服治疗急性痛风性关节炎，治疗组。针刺取穴阿是穴、足三里、三阴交、阴陵泉、曲池、内庭、合谷、丰隆、血海，配合中药汤剂三仁汤合四君子汤加减。

罗伟奇针药结合治疗急性痛风性关节炎。针刺远端取穴足三里、三阴交、阴陵泉、丰隆、照海、气海、血海、曲池、合谷，局部取穴太冲（或行间）、内庭（或陷谷）、局部阿是穴。足三里、三阴交、血海使用捻转提插补法，阴陵泉、丰隆、照海、气海、曲池、合谷、太冲使用捻转提插泻法，局部阿是穴用平补平泻，每次留针0.5h，留针期间每15min行针1次，取针后在阿是穴给予点刺放血。1日1次，1周为1个疗程。配合中药桂枝芍药知母汤加减：桂枝、知母各12g，防风、芍药、白术各10g，炮附子20g（先煎2h），川芎、木瓜、山慈姑各15g，乌梢蛇10g，麻黄8g，生姜、甘草各6g。关节红肿热痛者减附子加四妙散；关节重着遇阴雨加重加剧者倍白术去生姜加干姜、防已、透骨草；偏于上肢关节加用羌活；偏于下肢关节加独活。每日1剂，分2次口服，1周为1个疗程。桂枝芍药知母汤是张仲景用于治疗“历节风”。方中附子温经止痛，桂枝配麻黄祛风通阳，白术与防风祛风除湿、温散表湿，白术与附子助阳除湿，知母、芍药清热养阴，乌梢蛇祛风舒筋活络、透骨祛风，川芎活血行气，木瓜舒筋化湿，山慈姑止痛，生姜、甘草和胃调中。诸药合用，具有祛风除湿、温经散寒、滋阴清热功效。

黄俊涛在西药治疗基础上配合针灸及中药治疗痛风性关节炎。针灸以阿是穴为主，病变部位在足跖趾关节加太白、太冲、八风；在踝关节者加商丘、昆仑、太溪、解溪；在膝关节者加血海、膝眼、阴陵泉、阳陵泉等。中药基础方：桂枝6g、晚蚕砂12g、石膏30g、知母10g、薏苡仁20g、威灵仙10g。风湿热痹型加赤芍12g、络石藤15g；风寒湿痹型去知母、石膏，加秦艽12g、羌活12g、防风10g、防己12g、川朴10g、苍术10g、制川乌10g、制草乌10g。水煎服，每日1剂，每日服3次。

【评析】针药结合治疗急性痛风性关节炎，在总体疗效、止痛效果及改善血尿酸方面有明显优势。治则遵循标本兼治，针灸急之、毒药缓之，拟为排解内外，即针在外以补阳行气通络，药在内以攻风逐毒兼壮骨。急则祛邪，针刺具有调和阴阳之气、疏通经络，可引邪外出，有化瘀解毒之功，均直接作用于局部；缓则扶正，药剂治以解其风寒湿之毒，兼活血壮骨。

（三）针刺配合外治法

郑冬全采用针刺拔罐放血疗法与中药外敷序贯治疗急性痛风性关节炎，同时口服布洛芬缓释片300mg，每日2次；秋水仙碱片1mg，每日3次。针刺拔罐放血疗法与中药外敷序贯治疗具体方法为：治疗前3d在肿痛最明显的位置用三棱针针刺，然后拔罐放血，3d后将自制药膏痛风散（20~30g）均匀摊在棉垫上，敷贴于患处，涂敷厚度为2~3mm，胶布固定，绷带缠绕包扎，每日换药1次，3日为1个疗程。自制药膏痛风散制法：大黄6000g、蒲黄3000g、侧柏叶600g、黄柏3000g、泽兰3000g，将上药碾粉，将凡士林加热成液体状，倒入上述药粉中调制成药膏。

刘初容等采用针刺董氏奇穴、刺络放血结合中药外敷治疗急性痛风性关节炎。取健侧五虎三、五虎四、五虎五穴，三棱针点刺局部瘀络、阿是穴，拔罐放血，并配合中药外敷患处。董氏奇穴是董景昌先生创立的独特针灸方法中所应用的穴位，其定位大多与十四正经腧穴不同，虽有部分董氏奇穴与十四经穴在同一位置，但命名与主治功能却不相同。五虎穴善治“全身骨肿”，对手指、脚趾疼痛效果极佳，根据交经巨刺原则“左病刺右，右病刺左”，健侧取穴，待针下得气后捻针，同时令患者活动患处，为董氏奇动气针法，意在疏导平衡，动引其气，使所针穴位与病处经气相引，使穴位治疗作用向患处集中，病痛便可立即减轻。中药外敷可减少因口服药物而致的胃肠功能不适，局部用药可直达病灶，快速缓解疼痛。方中重用大黄，通腑泄热，解毒散瘀；黄芩、黄连、黄柏清热燥湿，泻火解毒，分清三焦之火；赤芍清热凉血；土茯苓利尿镇痛，为治湿毒之要药；冰片促进药物吸收。

王海红采用金黄膏外敷联合针灸治疗急性痛风性关节炎。针刺取穴：主穴为阿是穴（红、肿、热、痛最明显处）、太冲、内庭、对应点（健侧手部阿是穴的对应部位）。若病在上肢则取曲池、阳池、阳溪、太冲、丘墟、太溪、阳陵泉、血海穴。以主穴为主，据部位酌加配穴，外敷以金黄膏，结果疗效显著。

杨晋红等使用针刺结合中药外敷治疗痛风患者。针刺肾经原穴太溪、胃经合穴足三里以及三阴交，取健脾补肝肾、补益气血之意，结合清利湿热、活血化瘀的中药外敷。针刺取穴：患侧三阴穴、太溪、足三里。施以平补平泻手法，留针20min，每隔5~10min行针1次，每日1次，10日为1个疗程。中药外敷：痛风合剂由秦皮、大黄、黄柏、苍术、牛膝、乳香、没药、牡丹皮等组成。上述诸药研细后，用温开水调成糊状，外敷患部，每日敷贴1次，10日为1个疗程。三穴合用，共奏补益肝肾、健脾祛湿、补益气血之功。

李小宏等用针刺太溪等穴配合药物新癀片局部外敷治疗急性痛风性关节炎，新癀片由九节茶、三七、牛黄、珍珠层粉等药组成。九节茶有清热祛风、活血散淤之功；三七为常用的活血祛瘀消肿止痛之药；牛黄有清热解毒、镇静之功效；珍珠层粉能清热安神定痛；南天仙子功能健胃清热，外用消肿。诸药合用有清热消肿、活血止痛之功效。针刺取太溪、三阴交、足三里、阴陵泉、丰隆。太溪为肾经原穴，针刺能补益肾气；三阴交为肝、脾、肾三经交会穴，针刺能健脾，补益肝肾；足三里为阳明胃经之合穴，阴陵泉为脾经合穴，脾胃为后天之本，气血生化之源，针刺能补益气血，健脾祛湿。丰隆有健脾化痰之功效。5穴合用，共奏补益肝肾、健脾祛湿、补益气血之功。

崔丽等使用针刺配合仙灵洗剂治疗痛风性关节炎。针刺选取主穴三阴交、阴陵泉、曲池。随症配穴：趾关节疼痛加大都、太冲；踝关节疼痛加丘墟、照海；膝关节疼痛加足三里、犊鼻、血海；上肢疼痛加肩髃、尺泽、外关、合谷。进针后对三阴交、阴陵泉施捻转提插补法，曲池施捻转提插泻法，留针30min，中间休息3天，继续下一疗程。仙灵洗剂药物组成：淫羊藿、山慈菇、威灵仙、桃仁、透骨草、红花各30g，地龙15g，芒硝30g（冲）。上肢重者加桑枝20g、羌活15g，下肢重者加牛膝30g、独活5g。用文火煎煮后取汁先熏后洗，每次20min，洗后避风。

谢凯等对急性痛风性关节炎患者采用针刺配合四黄散外敷治疗。选穴隐白、行间、内庭、三阴交、阴陵泉、太溪，得气后采用泻法，留针30min，起针后，局部阿是穴用粗毫针散刺使微渗血。将中药“四黄散”（栀子、生大黄、黄芩、黄柏各等份组成，研成碎末备用）适量加水调，外敷肿痛关节处，敷药范围大于肿痛区2mm，药厚2mm，并以绷带固定，次日针刺治疗前取下。中药“四黄散”具有较好的清热解毒、活血消肿之功效。

孙谊针刺配合金黄散中药外敷治疗急性痛风性关节炎。针刺取患侧太冲、内庭、太溪、三阴交、阴陵泉、足三里、丰隆。太冲、内庭、丰隆行泻法；太溪、三阴交、阴陵泉、足三里行补法。诸穴合用，行清热祛湿、活血化瘀、消肿止痛之功效。每5min行针1次，留针20min。每日1次，10次为1个疗程。中药外敷治疗取金黄散（处方为天花粉、黄柏、姜黄、白芷、生大黄、陈皮、苍术、胆南星、厚朴、冰片）粉末适量，用蜂蜜调成糊状，摊于纱布上，厚约2mm，外敷于红肿局部。每日1次，针刺前除去并洗净患处。10天为1个疗程。金黄散方中胆南星、苍术、厚朴、陈皮、白芷、黄柏、天花粉等诸药配伍，共奏清热解毒、祛湿消肿、活血止痛之功效。

鲍玉晓在患者阳性反应点点刺放血以后，给予疼痛的关节处冰片外敷。放血可以祛瘀生新，减轻关节的肿胀。冰片具“通诸窍、散郁火”之功，起到镇痛消炎的作用。

【评析】综观以上治疗方法，无论外敷还是内服中药，均具有清热利湿、活血化瘀、补益肝肾之功效。针药相伍，既治疗局部症状，又调理整体，标本兼治。不但能缩短疗程、提高疗效，而且能降低血尿酸值，临床优势明显。

五、温针疗法

温针疗法是针刺和艾灸两种疗法的结合。艾灸可以温经活血，通络止痛。利用艾绒在燃烧时所具有的近、远红外辐射的作用，可增强细胞的吞噬功能，改善血液循环，降低神经的兴奋性。

左海峰等运用温针灸法治疗痛风性关节炎患者。①选穴：曲池、阴陵泉、足三里、太溪、三阴交、阿是穴（均患侧）。配穴：膝关节肿痛者，加犊鼻、血海、阳陵泉；腕关节肿痛者，加外关、腕骨、阳溪；第1跖趾关节肿痛者，加隐白、太冲、大敦；踝关节肿痛者，加昆仑、绝骨、申脉、照海；肘关节肿痛者，加尺泽、少海、小海。②操作方法：嘱患者仰卧位，用75%酒精棉球对病变局部皮肤常规消毒，然后用毫针针刺上述穴位，阴陵泉、足三里、三阴交、太溪用捻转补法，使其针刺得气，同时用毫针围刺局部阿是穴，用捻转泻法，以上诸穴得气后于足三里、三阴交处施灸。艾条套于针尾，距皮肤约2cm，用硬纸剪成圆形纸片，并剪一至中心的小缺口，置于针下穴区域上，点燃艾条下端，每次灸2壮。上述治疗每日1次，留针30min，7天为1个疗程。

刘鑫以温针灸治疗痛风。取穴：足三里、公孙、三阴交、阴陵泉、八风。先针刺公孙、三阴交及阴陵泉等，再针足三里，得气后在足三里穴上温针灸2~3壮，30min后取针，并泻八风穴，每天1次，7天为1个疗程。采用温针灸的方法，既清利湿热，活血祛瘀，疏通经络，又能健脾运以治本，而且加温有助于血尿酸的溶解，使血尿酸溶解经肾排泄。足三里温针灸以助脾胃运化，升清降浊；三阴交、公孙、阴陵泉以清利湿热，活血祛瘀通络；八风泻法以祛邪，又可防温针灸以助火，诸穴合用则湿热清，瘀祛络通而病愈。

吴金钻用温针治疗急性痛风性关节炎，取患侧曲池、外关、合谷、足三里、解溪、太冲及阿是穴进行针刺，用泻法，行针1min后，加艾炷温灸，灸3壮。每日1次，5次为1个疗程。其认为湿热证可灸，灸治可温经通阳，行气化湿散热，可引热邪外出，使湿邪随之而去，又可助三焦运化，温脾胃以运化湿热。

丁锋采用温针灸治疗急性痛风性跖趾关节炎。患者取坐位，在第一跖趾关节处取太冲（或行间）、大都、太白、公孙；在第二跖趾关节处取内庭（或陷谷）以及触痛最敏感的阿是穴。阿是穴用扬刺法针刺，针刺得气后留针，然后在针柄上插入已点燃的长1.5cm的艾卷，燃烧面朝下，一般灸2~3次后出针。出针时摇大针孔，在针孔处流出暗红色血液。每天治疗1次。

彭才勇采用温针灸治疗痛风性关节炎，取穴三阴交、公孙、足三里、阴陵泉，针刺之后，取温针灸3壮，留针20~30min，出针后针刺八风穴，采用泻法，每天1次，10天为1个疗程。

宗静杰等采用温针灸的方法治疗急性痛风性关节炎。主穴：曲池、合谷、梁丘、阴陵泉、足三里、三阴交、太溪、阿是穴（均患侧）。配穴：第1跖趾关节肿痛者，加隐白、太冲；踝关节肿痛者，加绝骨、昆仑、商丘；膝关节肿痛者，加血海、犊鼻、阳陵泉；肘关节肿痛者，加少海、尺泽、手三里；腕关节肿痛者，加阳池、外关、阳溪。用毫针快速进针，直刺上述诸穴，阴陵泉、足三里、三阴交、太溪用捻转补法，曲池、合谷、梁丘用捻转泻法，均使其针感传导，同时用毫针围刺局部阿是穴，针尖刺向病变中心，以泻法为主。以上诸穴得气后于足三里、阴陵泉、三阴交处施灸。选用温针艾条一段（直径1.5cm，长2cm）套于针尾，距皮肤2cm，点燃艾条下端，每次每穴用2小段艾条。上述治疗每日1次，留针30min，6天为1个疗程。本病选取手阳明大肠经的合穴，配以合谷穴活血止痛，足三里为阳明胃经之合穴，阴陵泉为脾经合穴脾，胃为气血生化之源，针刺之能补益气血，健脾祛湿；梁丘为胃经郄穴，郄穴善于调治各种急性病，针刺快速调节胃经之气血；三阴交为肝脾肾三经之交会穴，配足少阴肾经输穴和原穴太溪健脾，补益肝肾；阿是穴依据“以痛为腧”的原则，针刺治疗能够直达病所，采用泻法，“菀陈则除之”，从而起到疏经活络、化瘀止痛的作用。

朱艳刺血加温针灸治疗痛风。温针灸处方：阿是穴、肾俞（双）、脾俞（双）、阴陵泉（双）、太白（双）。采用温针灸，每次30min，以局部皮肤潮红为度。10次为1个疗程。刺血疗法取阿是穴。放血前，医生用手轻轻拍打该穴位，使血脉暴露。在消毒穴位后，用注射针头迅速刺入穴位，然后用75%酒精棉球拭擦出血处，防止因血液过早凝固而达不到出血量。每3天放血治疗1次，1个疗程治疗3次。

【验案】周某，男，30岁。于1995年3月25日上午入院。因左足第一趾关节红肿疼痛2天入院。检查：局部红肿灼热，压痛明显，左下肢跛行，血尿酸1085μmol/L，红细胞沉降率40mm/h。诊为痛风。当即给予针刺加足三里温针灸2壮，1次后疼痛即消失，但红肿未见消退，2次针加灸后红肿消失，关节功能恢复正常，共经5次针灸治疗，复查血尿酸正常，红细胞沉降率正常而出院。

【评析】温针灸疗法融针刺、艾灸于一体，利用艾灸燃烧时的红外辐射作用刺激穴位，以调控和提高机体的免疫能力，借助温灸的温和之力，可以散寒通络、促进血管扩张、改善炎性物质循环代谢，减轻炎症反应，并缓解患者关节僵硬、疼痛等症状，促进关节功能恢复。

六、刺络放血疗法

刺络放血疗法，在我国有悠久历史，古代称之为“启脉”，是指用三棱针、梅花针、毫针等针具在人体刺破络脉或腧穴放血治疗疾病的一种特殊外治法，是目前国内针灸治疗痛风性关节炎最常用的有效外治方法之一，《素问·针解》云：“菀陈则除之，出恶血也。”放血疗法能疏通壅滞的气血，使局部气血畅通，则肿痛自可消除。

周氏取四缝、八风、八邪，以三棱针点刺，挤出穴中之血液或淡黄色黏液，挤净为宜，每3天治疗1次，6天为1个疗程。该疗法对于急性痛风患者，特别是对于实热表证患者疗效较好；并且在针刺四缝过程中，若有淡黄色稠厚黏液挤出则疗效要好于仅仅有血液挤出者，而在针刺八邪及八风过程中，挤出血液者疗效要好于挤出黏液者。

李兆文观察不同刺血量治疗急性痛风性关节炎的疗效。将90例急性痛风性关节炎患者随机分成A组、B组、C组，分别采用点刺穴位放血5mL、10mL及内服西药3种方法治疗，穴取行间、太冲、太白、陷谷等。观察结果以出血10mL效果较佳。

雷海燕采用补母泻子针法结合刺络放血拔罐治疗急性痛风性关节炎。针刺选穴：主穴选用局部阿是穴，加刺患部所在经脉的“母”“子”穴，“母”穴补法，“子”穴泻法，每次留针30min，每日1次，1周为1个疗程。若患部在足大趾及其附近者，选足太阴脾经大都（母）、商丘（子）；若患部在足小趾及其附近者，选足太阳膀胱经至阴（母）、束骨（子）；若患部在内踝关节及其附近者，选足少阴肾经复溜（母）、涌泉（子）或足厥阴肝经曲泉（母）、行间（子）；若患部在外踝关节及其附近者，选足少阳胆经侠溪（母）、阳辅（子）；若患部在手大拇指掌指关节及其附近者，选手太阴肺经太渊（母）、尺泽（子）；若患部在手食指掌指关节及其附近者，选手少阳大肠经曲池（母）、二间（子）；若患部在手小指掌指关节及其附近者，选手太阳小肠经后溪（母）、小海（子）等。

李杨缜采用刺络放血疗法治疗痛风。选用照海、太冲、丘墟、地五会、足临泣、解溪、委中、阿是穴及足背部瘀阻比较明显的络脉。皮肤常规消毒，在红肿周围上下寻找上述穴位暴露于皮肤浅表之脉络。每次选2~3穴用三棱针快速点刺1~2mm深度，出血5~20mL不等，若出血量＜3mL，针后加拔罐，并留罐15min。治疗后的针孔消毒，敷以消毒纱布固定，3天刺络1次，5次为1个疗程，如不愈者，休息1周后进行下一疗程治疗。若出血量＞30mL可用酒精棉球按压止血。选用照海、太冲、丘墟、地五会、足临泣、解溪、委中及足背部瘀阻比较明显的经络，具有出血泻热、活血消肿、疏通经络脏腑之气、调整机体气血的功用。

董晗和谷峰采用刺血疗法治疗急性痛风性关节炎。刺络放血部位按照病发部位而定，病发部位在足趾者选太冲、太白等穴；膝关节者选双侧膝眼、血海等穴；踝关节者选三阴交、丘墟等穴。每次选取2~3个穴位，用小号三棱针快速、准确地刺入，快速取出，隔天治疗1次，连续治疗5天。根据患者的病情选择适当的体位，十指指尖任取一指，每周1次，时间选择早上八点左右，这样有利于保证刺血的疗效。

钟伟泉采用针刺加井穴放血疗法治疗急性痛风性关节炎。针刺取穴亦以局部取穴为主，配合三阴交、阴陵泉、足三里、曲池、合谷；井穴放血取病变经络之井穴。发于第一跖趾关节者刺大都，太白、行间、太冲，累及内踝关节者刺太溪、照海、中封，累及外踝关节者刺昆仑、申脉、丘墟，发于膝关节者刺膝眼、血海、梁丘，发于腕关节者刺阳池、外关、阳溪、腕骨等。操作：穴区局部常规消毒后，视针刺部位不同选用1~1.5寸长的毫针针刺，得气后行平补平泻法，留针30min，期间可接G6805–A全能脉冲电疗仪，采用疏密波，强度以患者能耐受为度。井穴放血法：根据病变部位所属经络，找出相应井穴，常规消毒后，以三棱针点刺，每穴挤出血量5~10滴，每次选3~4个穴位。以上治疗每天1次，连续治疗7天。

陈燕琴等采用针刺结合刺血疗法治疗急性痛风性关节炎。针刺足三里、三阴交及阿是穴以后，在局部阿是穴点刺放血，3天1次。此治疗方法是依据“以痛为腧”“菀陈则除之”的原则，针刺与放血结合，可以激发经气、祛邪外出，标本兼治。指关节疼痛加取前谷、后溪、二间、三间、八邪；腕关节疼痛加取外关、阳池、阳溪、合谷；肘关节疼痛加取曲池、天井、手三里；趾关节疼痛：加取申脉、足临泣、公孙、八风；踝关节疼痛：加取悬钟、昆仑、解溪、丘墟；膝关节疼痛：加取梁丘、阳陵泉、内外膝眼。刺法：膝关节、肘关节可适当深刺，余关节浅刺，得气即可，每5min行捻转泻法，出针时不按针孔。疗程：每日治疗1次，10次为1个疗程。

姜占成采用刺络放血为主结合针刺、中药以及TDP治疗痛风。刺血疗法：取阿是穴、隐白、行间、太白、委中，皮肤常规消毒，用三棱针快速点刺出血，用手指挤压周围的皮肤，挤出少量的血液，2天1次，5天为1个疗程。针刺：取患侧足三里、三阴交、太溪用补法，取患侧的阴陵泉、血海、丰隆、太冲、内庭用泻法，取双侧的曲池用泻法，用提插捻转手法，每10min行针1次，留针30min，每日1次，10次为1个疗程。

文氏采用细火针点刺患侧内庭、陷谷穴放血，每次总出血量控制在100mL以内，意在温经通络，活血祛瘀，消肿止痛，化湿除痹。主穴为行间、太冲、内庭、陷谷。配穴为阿是穴（多在足背第1跖趾关节正中处）。每次在患侧选2~3穴。患者取坐位，双足垂地。穴位常规消毒后，将火针在酒精灯上烧至由通红转为白亮时对准穴位速刺疾出，深度为5~10mm。每穴1~2针，以出血为度。用量杯收集放出之血，确定放血量。达到预定值时，加压止血。每隔3天治疗1次，最多治疗3次。术后，嘱患者在48小时内保持针孔清洁干燥。火针放血，速度快，皮损小，疼痛轻，可达到要求的深度，且针孔畅通，能放出治疗所需血量。出血量对急性痛风性关节炎的疗效至关重要，出血量多（每穴出血量最多不要超过30mL）者效佳。

覃志周等运用刺络拔罐放血疗法治疗痛风性关节炎。放血拔罐部位主要选取关节红肿热痛最明显处，隔日1次，共1次。在选定关节红肿热痛最明显部位用手轻揉拍打以使局部充血，常规碘伏消毒后用三棱针点刺1~2分放血，接着选择大小合适的玻璃火罐拔罐，留罐5~10min去罐，出血量以3~5mL为宜，取罐后除去瘀血并且用碘伏消毒针眼。有的部位无合适火罐，则在点刺出血处用戴无菌手套的手或棉签在病灶周围挤压出血，隔日1次，共治疗5次，放血局部当天不可湿水。

李如祥等运用针刺放血治疗急性痛风性关节炎。在病痛部位常规消毒后用一次性10mL注射器针头刺破皮肤，放血1mL。刺血后选用针刺疗法，具体用穴为曲池、合谷、足三里、太冲、丰隆、内庭、三阴交、阴陵泉、太溪以及阿是穴。毫针泻法，隔日1次，3次为1个疗程，治疗1个疗程观察疗效。曲池、合谷均为手阳明大肠经之穴，有清利湿热，活血化瘀止痛之功。足三里、丰隆、内庭、三阴交、阴陵泉健脾助运，清热化湿，化瘀止痛。太冲清热止痛。太溪补肾泻火止痛。阿是穴通络止痛。针刺以上诸穴共奏健脾助运、清热利湿、补肾泻火、通络止痛之功。

王勇等根据痛风疼痛的关节部位，结合中医经络循行线路，依据辨证，选用所属经及相应的表里经有关穴位配合治疗。每次选用4~8个穴位，并且至少有1~2穴位是发病关节局部（病灶部）或痛点处（阿是穴）。穴位强刺激后，适当留针20~30min（用电针疏密波或5min行针1次），出针时不闭针孔，并点刺病变局部出血数滴（若未出血，可用三棱针局部刺血放血数滴）。每日1次，7次为1个疗程。1个疗程结束，休息2日，继续下1个疗程治疗。

易姣君等采用刺络放血疗法治疗急性痛风性关节炎。患者取坐位或卧位，取穴以近部选穴为主，发于足趾者取太冲、太白、行间等，发于膝关节者取双膝眼、阳陵泉、血海等，发于踝关节者取解溪、三阴交、丘墟等。操作每次选一穴，对穴位及双手行常规消毒后，用腕力迅速、平稳、准确地点刺穴位后迅速退出，左手同时放松，用注射器抽吸流出的血液。术后用酒精棉球擦去局部血迹，用碘伏对针眼消毒，取消毒干棉球按压伤口，用胶布做十字固定，以防感染。隔天治疗1次，共5次选穴以局部取穴为主。

邵红岩等对痛风急性发作期患者以针刺配合刺络放血疗法治疗。取穴：主穴为阴陵泉、太冲；病位在足大趾及趾骨部位者取患侧隐白、大都、太白、公孙，踝部取患侧解溪、丘墟、太溪、昆仑、中封，膝部取患侧阳陵泉、足三里、委中、曲泉、阴谷。操作：穴位局部消毒，常规针刺得气后留针30min，间隔15min行针 1 次，阴陵泉穴用补法，太冲穴用泻法，其他穴用提插捻转平补平泻手法。每日针刺 1 次，7 次为1个疗程，休息 2 天再行下 1 个疗程，5个疗程后进行疗效评价。急性发作期（疼痛在24~48h内达到高峰期）可配合刺络放血疗法，取患部周围较显露且粗的静脉，局部消毒后，右手持三棱针对准迂曲的静脉斜刺，让血液自然流出，待出血停止后，用消毒干棉球按压。取阴陵泉穴采用补法，功能偏于健脾、利水渗湿，太冲用泻法偏于疏肝、理气排浊，两者配合可达到通利下焦、祛邪排毒、疏通经络之气、调整脏腑气血的目的。局部取穴可直达病所，配合刺络放血，具有泻热解毒、清热利湿、疏通经络功效，给邪以出路，又可促进血液循环，加速新陈代谢，故能取得显著疗效。

徐颖等用针刺配合阿是穴刺络放血法对痛风患者进行治疗。取大椎、曲池、阴陵泉及病变关节的局部穴位作为主穴（配穴随证加减）行针刺治疗，并取阿是穴及辨经选取疼痛关节远端的井穴进行刺络放血治疗。依据患者病变部位采取舒适体位，充分暴露病变局部，碘酒消毒针刺皮肤，采用毫针进行针刺，各穴均采用泻法，得气后留针30min。每日1次，7天为1个疗程，共治疗2个疗程。刺血时依据患者病变部位采取合适体位，充分暴露放血局部，碘酒消毒放血部位及术者双手，采用一次性三棱针（2.6mm），放血前先在放血局部拍打几次，快速透皮，深度以刺破皮肤但未及骨骼为宜，出针时术者可用手指挤压以控制患者的出血量（小关节局部或井穴控制在1mL，大关节控制在2~3mL）。刺血结束后用碘酒充分消毒以防感染。配合针刺治疗，每3天治疗1次。

【评析】刺血疗法是治疗急性痛风性关节炎的有效方法，是依据《内经》“以痛为腧”“菀陈则除之”的原则，针刺与放血结合，激发经气、祛邪外出，标本兼治。刺血疗法治疗急性痛风性关节炎可降低患者血尿酸，有效消除关节疼痛感和肿胀感，提高患者生活质量。

七、针刀疗法

应用中医理论“痛则不通，通则不痛”的原理，采用小针刀局部逐瘀，使病理代谢产物迅速排出，降低关节内及其周围压力，达到通经活络的目的，使局部气血运行顺畅而达到迅速止痛之功效。

王俊杰采用小针刀疗法治疗急性痛风性关节炎。患者仰卧位，对患处皮肤消毒，在关节肿胀处以及疼痛点处刺入，首先进行纵行切割，之后用右手左右方向摇摆针尾，使局部能够分开，分开之后拔出针刀，使用真空拔罐器抽吸，抽出黄色黏油状物质或者瘀血，7天后根据病情发展的情况可以再次使用此方法进行小针刀治疗。

八、特定腧穴特定针法

（一）眼针

随着医疗水平的不断创新和提高，出现了许多新的治疗方法与针刺方式。眼针是一种特殊的针法，依据《灵枢·大惑论》记载“五脏六腑之精气，皆上注于目而为之精”，认为五脏六腑、经络通过目沟通内外，联系全身。

符文彬教授依据整体观念及经络辨证思想，在眼眶周围进行针刺结合巨刺法和远道刺法治疗急性痛风性关节炎，首先选取眼针主穴缓解急性期疼痛，根据同名经络治病相同的特性，采取远道针刺结合特定穴的取穴方法，不仅可以缓解患者的疼痛，而且避免患者治疗时的二次疼痛，符合当代临床以人为本的思想，为痛风的治疗提供新思路。

（二）灵龟八法

子午流注开穴法中的灵龟八法是根据天人相应学说，按照奇经八脉气血的盛衰与开阖，配以八卦九宫，并与天干地支等相结合，以八穴相配代表经脉气血流注之盛衰推演出逐日按时取穴的针刺方法。

熊灿东在痛风急性期，由于疼痛剧烈，所以首选灵龟八法。同时痛风常发于趾踝关节，所在痛点及其辨证归经都最适合选用灵龟八穴。运用此法可大大提高临床针刺效果。治疗方法：即按就诊当天日期，及就诊时间对应时辰，利用“子午流注及灵龟八法治疗盘”，查出对应穴位，即为当时所开的腧穴，再根据配用关系进行配穴（即公孙配内关、足临泣配外关、后溪配申脉、列缺配照海）。例如巳时开公孙，先取公孙，再取内关。常规针刺配穴：中脘、足三里、阳陵泉、三阴交、太冲、曲池。根据痛点归经再选一穴。例如小趾痛加申脉，内踝肿加太溪等。操作：穴位常规消毒后，以30号一次性针灸针1~2寸，刺入穴位，根据虚实行泄法，留针30min。刺络放血，取穴红肿热痛处。操作：常规消毒后以三棱针在红肿局部点刺5~12下，然后用自制一次性注射器针筒（一次性注射器去底）拔吸，可拔出1~10mL不等的紫黑瘀血。以上操作先刺灵龟取穴，再刺常规体针。针刺1日1次，5次1个疗程。放血疗法隔日1次，不超过3次。选用足三里（胃经土穴）、太白（脾经土穴）、中脘健脾。根据木克土之性，选用阳陵泉、太冲疏肝，使肝不至过克脾土。配合三阴交利湿，曲池清热，痛区归经选穴，共奏健脾利湿，升清降浊，疏通经络之效。既然是湿浊或湿与热毒互结流注关节，导致局部气血壅滞，红肿热痛，根据宛陈则除之，邪有出路的原则，配合局部放血，取得较好疗效。

九、特色疗法

陈日兰等根据壮医理论“寒手热背肿在梅”的取穴原则，在局部红肿热痛处取梅花穴（即肿胀皮肤周围上下左右各一穴共4个穴位，中间1个穴位，总共5个穴位形成梅花状），配伍全身体穴进行点灸，通过壮医药线的药效以及温热的双重作用进行穴位刺激，通过经络的传导、调节使得体内气血归于平衡从而达到治疗目的。施术者用左手固定患处肿胀关节的周围皮肤，右手食指及拇指持药线的一端，线头露出约1cm，点燃药线至出现火星，将有火星的一端对准梅花穴、肾俞、足三里进行点灸，每日3次，每隔10min一次，每穴1壮，2周为1个疗程。并配以大椎、曲池、外关、阳陵泉、丰隆、合谷、太冲、阴陵泉穴，均取双侧。取穴肾俞、足三里，先后天同调；配伍全身体穴大椎、曲池、丰隆穴、阴陵泉以清利湿热，外关宣畅三焦使湿热易除，阳陵泉舒筋骨活利关节，合谷、太冲开四关理气血，诸穴配伍，共奏清热利湿，理气舒经，活络止痛之功；局部阿是穴（梅花穴）宣痹止痛，整体配穴以达到扶正祛邪治疗疾病的目的。

痛风是一种由于嘌呤代谢紊乱或者尿酸蓄积过多导致血中尿酸极度升高，尿酸盐结晶体沉积在滑膜囊、软骨、关节滑膜等部位引起的反复发作性炎症性疾病。急性发作时，疼痛呈“咬噬样”“刀割样”，或“烧灼样”，剧痛难忍。西药治疗痛风时虽然药物见效很快，但却有不同程度的毒副作用，可能造成肝肾功能的损伤。毫针、艾灸、温针、火针、刺络放血、电针等治疗方法都能对痛风的治疗起到很好的疗效。针灸可以疏通局部经络气血、直达病所，能改善关节肿胀、疼痛，调整脏腑功能，有效地降低血清尿酸、红细胞沉降率、超敏C反应蛋白等临床指标，达到标本兼治目的，并避免了口服西药的不良反应。针灸治疗痛风为临床治疗提供了更广阔的思路和方法。

第五章 针灸治疗痛风的疗效特点与规律

针灸作为一种便捷、无毒副作用的治疗方法，在治疗痛风性关节炎时显示了其独特的作用。不同医家在针灸治疗痛风时，治法多样，治则各异，选穴不一，其中以火针法、刺络放血法、毫针刺法和艾灸法使用最为广泛。为了深入挖掘针灸治疗急性痛风性关节炎的临床规律，整理分析了近20年发表的相关临床研究论文，系统总结其选穴、刺法及疗效规律，以期对该病的临床治疗提供参考。

第一节 火针法治疗痛风的疗效特点与规律

火针法是将特质针具烧红迅速刺入穴位或一定部位的方法，具有借火助阳、以热引热、开门祛邪等功效，可激发经气，使气血运行。且因其具有针刺、灸法等特点，可产生机械性和艾灸温热性等刺激，从而产生镇痛效果，疗效显著，可降低复发率。

一、火针刺络法

火针可采用不同针刺方法，如围刺、散刺、点刺等。也有文献记载，运用改良火针针刺，可起到烙刺或瘢痕灸的作用。主穴一般以阿是穴（关节肿痛或络脉暴露最明显处）为多，也有选取肝经与脾胃经穴位的，如行间、太冲、内庭、陷谷等；还有根据腧穴理论选取特定穴进行操作的，如患侧相应经络的郄穴。配穴根据病变部位的不同或证型的差异选取相应的穴位。针刺深度视病变部位不同而深浅不一，一般是10~25mm。火针刺络放血法有温通经络、活血祛瘀、化湿除痹、消肿止痛之效。且火针放血，速度快，皮损小，疼痛轻，可达到要求的深度，且针孔畅通，能放出治疗所需血量。每次治疗总出血量根据病变局部的红肿状态、疼痛程度和血尿酸值的高低来决定，10~50mL不等，隔日操作一次或3天治疗一次，具体疗程视病情程度而定。火针疗法治疗痛风有显著而肯定的疗效，其止痛效果、降血尿酸效果显著，治愈率高，复发率低。

二、火针联合药物法

（一）火针联合中药法

本法采用中药汤剂配合火针刺络放血。主穴一般以阿是穴（关节肿痛或络脉暴露最明显处）为多，也有选取肝经与脾胃经穴位，如行间、太冲、内庭、陷谷等。配穴根据病变部位的不同或证型的差异选取相应的穴位。操作时选取患病关节上充盈、青紫或怒张的络脉，或充血肿胀明显处，或病变部位附近的相关腧穴，将火针烧红后进行快速点刺，要求点刺准确，一针到位，针刺深度0.5寸左右，每次1~3个穴位；每次治疗总出血量根据局部疼痛、红肿缓解及尿酸值的高低决定，一般20mL左右。3天治疗1次，治疗3次为1个疗程。采用的药物有中成药、自制药；可内服或外敷。研究表明运用火针结合中药汤剂治疗，治愈率明显高于常规西药治疗，且无不良反应出现。

（二）火针联合西药法

火针主穴选取肝经、脾经、肾经以及阿是穴等，配穴根据病变部位的不同或证型的差异选取相应的穴位。可采用不同针刺方法，如围刺、散刺、点刺等。操作时迅速点刺穴位，针刺深度视病变部位不同而深浅不一，根据病变部位的红肿、疼痛程度和患者血尿酸值决定每次治疗的放血量，病症轻微者，放血量约为10mL；病症严重者，放血量为30~50mL，通常放血量为20mL，一般7~9天为1个疗程。火针配合药物对痛风性关节炎急性发作，具有良好治疗效果，而且操作简单，疗效确切，且未见明显不良反应。

三、火针联合腹针疗法

火针联合腹针疗法，取穴以中脘、下脘、气海、关元、滑肉门和外陵为主，再根据病变部位随症加减。此方有调脾胃、补肝肾、杜绝生痰湿之源、使之上输下达肢体末端的作用。同时以病变周围穴位为主，即足背部瘀阻比较明显的络脉（阿是穴行火针刺络），可迅速排放高黏度、高压力、含有大量尿酸盐的血液，降低血管张力，减少局部炎性刺激，瘀血痰浊随血而出。

《素问·血气形志》曰："凡治病必先去其血，乃去其所苦。"行间、内庭为荥穴，"荥主身热"。太冲、陷谷为输穴，"输主体重节痛"。加足背瘀阻比较明显的络脉（阿是穴），采用火针刺血疗法能达到温通经络、活血祛瘀、化湿除痹、消肿止痛之效。火针放血，速度快、皮损小、疼痛轻、可达到要求的深度，且针孔畅通，能放出治疗所需血量，值得应用。

第二节　针刺法治疗痛风的疗效特点与规律

现代中医学认为，针灸具有抗感染及使机体微循环和血液黏稠度得到显著改善的作用，因此，采用中医传统针刺方法对痛风性关节炎患者进行治疗，可以使局部血液循环得到改善，使损伤组织的康复速度加快。所选诸穴可清热、通络止痛、补肾健脾、升清泌浊，降低血尿酸的生成，增加血尿酸的排泄，从而使关节疼痛缓解。

一、单纯针刺法

1.毫针刺法

针刺选取阿是穴、足三里、阴陵泉、阳陵泉、丰隆、公孙、行间、三阴交、太冲等穴，以肝经、脾经、手足阳明经为主。也可选用五输穴泻法配合其他穴位进行治疗。"足三里"出自《灵枢·本输》，为足阳明胃经合穴，胃之下合穴，可鼓舞阳明精气，为强壮保健要穴。阴陵泉为足太阴脾经合穴，利水祛湿要穴，与足三里同用可健脾益胃，祛湿泄浊，增强脾胃的运化功能，补益后天。三阴交穴属足太阴脾经，又与肝、肾二经交会，是足三阴经交会可疏通足太阴脾经、足厥阴肝经、足少阴肾经三条阴经，调理三阴经之疾病。而急性痛风性关节炎与脾、肾两脏功能失调有关，故通过三阴交穴调气行血，使脾、肾两脏气血调和，经络之气运行通畅，达到通则不痛的目的。"阿是穴"之称见于唐代《备急千金要方》，因其没有固定的部位，故《扁鹊神应针灸玉龙经》称之为"不定穴"，《医学纲目》称之为"天应穴"，即以痛处为穴，依据中医《内经》所言之"以痛为输"的原则，放血治疗能够直达病所，旨在"菀陈则除之"，从而发挥其疏经活络、化瘀止痛的作用。太冲为足厥阴肝经原穴，主治肝经风热、足跗肿痛；太冲用泻法偏于疏肝、理气排浊。湿热偏重者，在针灸治疗过程中取阳明经曲池、督脉的大椎穴清热效果好；配以足太阴脾经的阴陵泉，运水强而利湿的作用；痹证久延，可致阳气衰惫，取关元、肾俞益火之源，振奋阳气而驱散寒邪。阳陵泉沟通下肢阴阳经络。

针刺实施过程需要结合一定的补泻手法，阿是穴、太冲、行间针刺泻法；足三里、三阴交针刺补法；余穴平补平泻，亦有根据患病部位的红肿热痛进行不同的补泻。每次留针30min，每日1次，10~15次为1个疗程，总疗程依据病情的轻重、时间的长短3~13个疗程不等。针刺治疗的远期疗效（3年内未出现急性发作）好于近期疗效（关节红、肿、热、痛消失，活动如常，血尿酸值降至正常范围）。

2.围刺法

围刺主穴选取病灶局部多针围刺，再根据病变部位随症配穴4~5个，如足三里、阴陵泉、曲池、支沟、内庭、太冲、三阴交等。配穴取长度适宜毫针直刺，采用小幅度捻转提插泻法。围刺对急性痛风性关节炎对痛风性关节炎有较好的疗效，且不良反应小。

二、针刺联合药物法

1.针刺联合西药

毫针刺法常选穴位为足三里、阴陵泉、曲池、阿是穴等，根据辨证配伍三阴交、商丘、关元、大椎等，亦可根据病变部位的不同选取相应的腧穴。同时配合服用常规西药治疗，疗效优于单纯服用西药，且相对不良反应也较少。

2.针刺联合中药

针刺联合药物法发挥针灸活血通络、清热祛湿消肿止痛作用，联合分清化浊、清利去湿的中药，则临床效果好，不良反应少。

三、针刺联合艾灸法

针刺主穴一般为足三里、三阴交、曲池及阿是穴等，配穴根据患病部位的不同适当加减相应的穴位。通过不同的针刺方法，如围刺、透刺、扬刺等刺入上述穴位，在刺针的过程中使用一定的补泻手法，留针30min。留针过程中进行15~30min的艾灸或温针灸治疗，每日1~2次。针刺联合艾灸法具有良好的温寒湿、通经络、镇痛作用，在改善患者血尿酸、关节疼痛、关节运动能力等方面，针灸联合艾灸治疗效果优于西药治疗。

四、针刺联合刺血法

针刺主穴一般为足三里、三阴交、阴陵泉、太冲、大椎、曲池及病变关节的局部穴位等；亦可结合中医经络循行线路，依据辨证，选用所属经及相应的表里经有关穴位配合治疗。但大多数情况采取辨证取穴与阿是穴相结合，总共选取3~4穴。针刺时根据不同的穴位选择不同的补泻手法。放血选取局部阿是穴（患部周围较显露且粗的静脉进行刺络放血）及辨经选取疼痛关节远端井穴，急性发作期配合放血效果会更好。针刺7天为1个疗程，总共2个疗程。局部阿是穴放血 3 天1次。井穴处放血，每穴挤出5~10滴血，每次选3~4个穴位，每天1次，连续治疗7天。针刺联合刺血法可以祛邪外出，标本兼治。其中井穴放血可泻其邪，祛瘀热，使血脉运行通畅。治疗后血清尿酸值比治疗前明显降低，且尿酸值下降大于单纯药物治疗。

五、针刺联合TDP疗法

针刺联合TDP疗法，发挥TDP与针刺配合有显著协同作用，共奏祛风、除湿、镇痛解痉、促进神经恢复正常的功能。能有效改善患者的临床症状及尿酸水平，其疗效或许优于口服吲哚美辛肠溶片。

六、针刺联合其他综合疗法

针刺治疗痛风具有显著的效果，正气不足、感受外邪是痛风发病的主要原因，所以平时要改变生活方式，避免危险因素。痛风静止期患者应补益肾气，增加排泄功能，临床可选太溪、足三里、肾俞、关元、曲池等穴。所选诸穴可清热、通络止痛、补肾健脾、升清泌浊，降低血尿酸的生成，增加血尿酸的排泄，从而使关节疼痛缓解。针刺联合中药内服、外敷、电针、艾灸等其他多种疗法，能够激发经气，活血通络，驱邪外出，标本同治。共收疏经通络、清热利湿、散瘀止痛之功。

第三节　艾灸法治疗痛风的疗效特点与规律

灸法不仅可以达到温通经脉、祛湿散寒的效果，亦能以热引热，使热邪充分外出，对患者的机体及患部产生双向调节作用，具有非常明显的清热解毒功效。

艾灸能够调节机体的神经－内分泌－免疫系统，从而使气机温调，营卫和畅，气血宣通。灸火又使气血得热则行，郁结壅滞可散，能收到散瘀消肿、退热止痛之效。笔者认为，痛风的主要病机是在人体正气不足、脾肾功能失调时，湿、热、浊痰、瘀等病理产物聚于体内，留滞经络，复因饮食劳倦，七情所伤，感受邪，内外合邪，气血凝滞不通，湿浊流注关节，而发为痛风；又因久病入络，气血失畅，瘀血凝滞，痰瘀互结而导致关节肿大畸形，病久不愈；最后导致脾肾阳虚，阴毒内蕴，可发为尿酸性肾病、肾功能不全等。灸法借助药物对穴位的刺激，利用其对局部组织的刺激作用，经络穴位的调衡作用，药物本身的药理作用，神经调节作用以及免疫机能作用等，对痛风性关节炎以清热解毒、解郁散结、祛湿化痰、疏通经脉，从而驱散内伏之邪，引邪外出，最终达到治愈疾病的目的。

艾灸疗法中，不管哪种灸治方法，多以局部取穴为主，可以配伍患侧足三里、阴陵泉、三阴交、阿是穴等。足三里提高免疫力，阴陵泉和曲池清热祛湿，阿是穴为肿痛最为明显之处，以上共奏清热解毒、解郁散结、祛湿化痰、疏通经脉、引邪外出的功效。其中悬起灸疗程长，适合慢性痛风治疗。着肤灸尤其以化脓灸效果最佳，能迅速终止其急性发作，有效地防止其复发，在临床具有良好的疗效。

第四节　刺络放血法治疗痛风的疗效特点与规律

刺血疗法是中医学中的精粹，自古以来都以操作简单、见效快、无副作用的优势在治疗急症、痛症、热证中有着重要地位。①单纯刺络放血法包括局部选穴和辨证选穴，局部以阿是穴为主。阿是穴与西医学中牵涉痛的体表部位类似，形成的病理机制是局部炎性反应作用和整体神经体表投射的结果，是调节人体气血的法宝，具有疏通经络、运行气血的作用。辨证选穴，多选取肝经和脾经的穴位进行治疗，以足三里，阴陵泉，三阴交、太冲、太白、行间选用次数最多。共奏清热祛湿，理气活血止痛之效。②刺络放血联合药物法共奏健脾化湿、滋肾降火、清热解毒、活血化瘀、通痹止痛之功。③刺络放血拔罐法既能使关节局部络脉气血通畅，又能让毒邪随血直接排出体外，从而迅速缓解关节红肿热痛症状。④刺络放血联合艾灸法，取“热病热治”之法。明代医家李梴在《医学入门》中说：“热者灸之，引郁热之气外发。”灸能启郁闭，通瘀滞，引热外出，泻热解毒。研究表明，灸能降低神经兴奋性，提高痛阈，增强镇痛的后效应。刺络放血联合壮医药点线灸，止痛迅速，疗程短，副作用少。刺络放血结合温针灸，可温通经脉、调整机体代谢，且不良反应少，适合中老年人。⑤刺络放血联合其他综合疗法，如毫针刺法、拔罐、艾灸、药物等，发挥综合优势，达到协同治疗的效果。

笔者认为，刺络放血法以泻热为主，治疗湿热蕴结型痹证为主，多选取太冲、太白、行间、陷谷以及阿是穴，再配以足三里、三阴交。太冲为肝经原穴、输穴，属土，调三焦之气血，是治热证、痛证之要穴。太白，脾经之输穴、原穴，属土，刺之能使瘀血、浊毒排出。行间为肝经荥穴，《难经·六十八难》曰“荥主身热”，刺之可活血化瘀，解热。丘墟，胆经原穴，刺之有泻热止痛作用。阿是穴刺络放血可活血破癖止痛之功，刺之可活血通络，疏利关节。诸穴合用从而使瘀结于局部的气血得以疏通，以达清热利湿、通痹止痛之能。三阴交为脾经穴位，有清热利湿之功。血海是足太阴脾经之穴，取其血行风自灭之效，使筋脉得养，宗筋复健，关节流利。阳陵泉为胆经合穴，属土，八会穴之一，筋会，筋气聚会之处，治疗筋病之要穴，有舒筋、壮筋、缓急止痛功。诸穴配伍可促进关节的血液循环，起到活血化瘀、疏经通络止痛之功，从而有效地缓解疼痛，达到“通则不痛”的作用。

第五节　其他疗法应用

其他疗法多以特殊疗法理论为基础进行选穴。腕踝针，选穴多为阿是穴；壮医药线点灸，选穴多按照辨证论治取足三里、三阴交、曲池、太冲等以清热除湿，消肿止痛。

中医学认为，痛风是因风湿热毒之邪、风寒湿邪入侵至经络，而血瘀痰浊痹阻于肌肉、关节及经络间，导致气血阻滞而引发。因此，临床治疗当以温经通络、消肿止痛为治疗原则。痛风皆有经脉运行不畅之征象，触诊大部分患者关节周围有波动感，患者也多有胀痛感。应用中医理论“痛则不通，通则不痛”

的原理，应用以上各种刺灸法局部逐瘀，使病理代谢产物迅速排出，降低关节内及其周围压力，达到通经活络的目的，使局部气血运行顺畅而达到迅速止痛之功效。

第六章 针灸治疗痛风的机制研究

大量的临床研究发现，针灸治疗痛风性关节有较好的临床疗效，我们在临床中也证实了这一点。针灸治疗痛风方法灵活多样，包括火针、刺络放血、电针、艾灸、单纯针刺、温针灸、壮医药线灸、针药结合等，具有“简、便、验、廉”的特点。针灸具有很好的疏通经络、镇静止痛作用，治标可以快速改善疼痛、肿胀等症状，治本可以降低血尿酸，达到标本同治的效果；且针灸治疗可有效避免口服药物引起的胃肠道不良反应及肝肾损伤，副作用少。关于针灸治疗痛风的机制研究，目前主要有以下几方面。

第一节　刺络放血法治疗痛风的机制

刺络放血疗法，又称“启脉”“放血疗法”等，是指用三棱针、梅花针、毫针、火针等针具在人体表刺破络脉或腧穴放血治疗疾病的一种特殊外治法。放血疗法具有“祛瘀生新”之效。《素问·针解》云：“菀陈则除之，出恶血也”，放血可以疏通壅滞的气血，使局部气血畅通，则肿痛自可消除。《内经》中多有阐述刺血治疗痹证，如《素问·血气形志》云：“凡治病必先去其血，乃去其所苦”。《灵枢·寿夭刚柔》曰：“久痹不去身者，视其血络，尽出其血”。《灵枢·经脉》：“故诸刺络脉者，必刺其结上，甚血者。虽无结，急取之，以泻其邪而出其血。留之发为痹也”。《灵枢·血络论》：“血脉者，盛坚横以赤，上下无常处，小者如针，大者如筋，则而泻之万全也。”由此可知刺血选取体表随疾病差异而规律分布于经络附近的畸络很重要。《灵枢·四时气》中亦有介绍治郁热壅遏肤肉之厉风：“疠风者，素刺其肿上。已刺，以锐针针其处，按出其恶气，肿尽乃止。”

1.对外周疼痛介质的影响

西医学对急性痛风性关节炎的治疗目标是缓解疼痛，终止急性发作。西医学认为，K^+是致痛因子，除自身的物理刺激外，尚可引起体内神经递质如5-羟色胺（5-hydroxytryptamine，5-HT）等物质不同程度的升高，诱发疼痛。而多巴胺（dopamine，DA）、去甲肾上腺素（norepinephrine，NE）和5-HT既是神经递质，又能直接致痛，在疼痛过程中参与了致痛和镇痛两方面的作用。在外周它们均是致痛因子，通过第二信使（环核苷酸、Ca^{2+}）作用于局部和旁分泌，刺激感觉神经末梢而产生疼痛。李彤等采用临床常用刺血方法治疗急性痛风性关节炎，探讨阿是穴刺血的机理，实验测定各组大鼠的外周疼痛介质K^+、NE、DA、5-HT的含量，结果发现阿是穴刺血能有效抑制外周疼痛介质K^+、DA、5-HT的释放，从而发挥外周镇痛作用。

2.对血尿酸及血清代谢产物的影响

过多的尿酸盐结晶存在于血液中，影响了血液的组成成分打破了血液的正常的理化特性，使血液的比重、黏滞性、渗透压等发生了改变，导致血液自身循环规律的改变，如血流减慢有形成分易于沉积等最终出现血液流变学的异常，故急性痛风性关节炎患者血黏度高。研究发现急性痛风性关节炎患者在治疗前血液处于浓、黏、聚、凝的高凝状态，这种高凝状态与中医学的血瘀证相一致。通过对15例急性痛风性关节炎患者用刺血治疗临床观察，该病血液流变学全血高切还原黏度、全血低切还原黏度、血浆黏度、红细胞比容4项指标，在治疗前后均有显著差异，表明刺血疗法在治疗急性痛风性关节炎时不仅具有较好的降低血尿酸、尿尿酸的作用，还具有降低血黏度抗凝的功效，而且放血疗法在即时止痛效果方面，胜于依托考昔，能迅速改善红肿疼痛的急迫症状，在治疗1h即时优势明显，并能很好地改善患者的尿酸水平。Meta分析认为单一的刺血疗法对血尿酸的改变与西医常规疗法疗效相当。点刺放血治疗急性痛风患者，可快速改善症状，缓解疼痛，降低血尿酸水平，疗效明显优于西药双氯芬酸钠缓释胶囊，观察发现刺血治疗足部急性痛风性关节炎，疗效与出血量有关，刺血量越多疗效越好。

3.对炎症因子的影响

急性痛风性关节炎是由尿酸盐结晶沉积于关节软骨、滑膜所导致的。其发病机制与局部的炎性/抗炎细胞因子的失衡有关。实验研究表明，针灸能改善痛风患者体内异常的神经递质和炎性物质分泌情况。刺血疗法对于急性痛风性关节炎有良好的治疗作用，能在早期即减少炎细胞的浸润，改善局部症状。孙霞等点刺放血治疗急性痛风性关节炎模型大鼠，结果显示可降低大鼠滑膜组织IL–6、IL–1β、肿瘤坏死因子（tumor necrosis factors–α，TNF–α）的含量，通过下调局部IL–1β、TNF–α的表达来发挥抗炎作用，且可以良性调控IL–1β和IL–10的基因表达发挥抗炎效应；而刺血疗法对IL–10基因表达的调控，与其对基因启动子区甲基化的表观遗传修饰作用有关。有学者采用刺络放血对急性痛风性关节炎患者，予以饮食控制和多饮水等常规处理并加用秋水仙碱口服，观察组在此基础上加用刺络放血。结果放血组总有效率明显高于对照组，机制可能是降低患者血清IL–6、IL–8和基质金属蛋白酶–3（matrix metallopro teinase–3，MMP–3）的表达水平、抑制局部炎症反应。

血清红细胞沉降率、超敏C反应蛋白水平和关节炎症严重程度相关，也是评估炎症性关节炎疾病活动及预后的良好指标。因此，黄云芳等共检索出17项研究共1232名患者，结果提示刺血疗法在降低血尿酸、红细胞沉降率、超敏C反应蛋白水平等方面明显优于常规西药疗法，差异具有统计学意义。

4. 对骨超微结构影响

尿酸盐结晶对关节腔及关节软骨有较大的损害，而这种损害最终会导致患病关节不可逆转的变形和功能减退。梁莎等将40只SD大鼠随机分为正常组、模型组、药物组、刺血组。通过右踝关节腔注射尿酸盐建立急性痛风性关节炎模型。结果右侧昆仑穴刺血组24h后造模踝关节周径与布洛芬灌胃药物组、模型组比较，差异有统计学意义；48h后与药物组、正常组比较，差异无统计学意义。光镜结果显示：模型组关节腔内有尿酸盐结晶沉积，并有大量炎细胞浸润；药物组关节腔内有部分尿酸盐结晶沉积，并有部分炎细胞浸润；刺血组关节腔内有少量粉色团块状物体沉积及少量炎细胞浸润。电镜结果显示：模型组细胞有渗出，突起，胶原纤维排列乱且密集；药物组细胞有渗出，突起，胶原纤维排列紊乱；刺血组细胞结构正常，胶原纤维排列较乱。表明刺血疗法能有效快速地减轻关节腔尿酸盐的沉积，减少炎细胞的浸润，改善关节软骨的超微结果，改善局部症状。

5. 对痛风代谢组学的影响

代谢组学是关于生物体内源性代谢物质的整体及其在外界干预或疾病生理条件下动态变化规律的科学。它研究的是生物整体、系统或器官的内源性代谢物质及其所受内在或外在因素的影响，具有整体性和动态性的特点。中医学证候是全身整体功能失衡，机体感邪后的综合表现。故代谢组学的整体性和动态性与中医学的整体观和“见微知著”具有相通之处。朱英等运用代谢组学方法研究刺血结合药线治疗大鼠急性痛风性关节炎，发现中西药组和治疗组都能有效缓解急性痛风性关节炎大鼠的症状，从其步态、关节肿胀程度都可以表明，但治疗组的大鼠其步态较西药组的好，且关节肿胀度较西药组小。根据代谢物可以说明刺血结合药线可以改善柠檬酸循环，为机体提供能量，促进代谢物的排泄，促进氨基酸的合成，提高消炎止痛的效果。

有学者将慢性痛风患者作为研究对象，随机分为对照组（西药治疗）和观察组（放血治疗），观察并比较两组治疗前后疼痛情况、炎症因子水平和血尿酸水平，研究认为放血疗法可降低患者的炎性反应，减轻其关节疼痛。

综上，放血疗法在临床上具有疏通气血、活血化瘀、祛瘀生新等作用，可以迅速排放高黏度、高压力、含有大量尿酸盐的血液，抑制外周疼痛介质，降低血管张力，改善毛细血管阻力，降低血液黏度，改善血液循环，抑制炎性因子，减少局部炎性刺激等达到活血化瘀、疏经通络、消肿止痛作用，使临床症状得到迅速良好的控制。

第二节　电针法治疗痛风的机制

电针法是将毫针与电刺激有机结合，在毫针针刺得气基础上，连接连续或断续地接近人体生物电的微量电流波的一种治疗方法。

1. 对血尿酸的影响

电针具有较好的镇痛作用，能减少尿酸的生成和促进尿酸的排泄。谢菊英将90例痛风性急性关节炎患者随机分电针组、别嘌呤醇组、丙磺舒组3组，比较治疗后较治疗前血尿酸值有较好的降尿酸作用，认为电针能减少血尿酸的生成和促进尿酸的排泄，是伴肾功能不全的痛风性急性关节炎患者有效治疗方法。而尹莹等将100例急性痛风性关节炎患者作为研究对象，随机分为电针组（穴取足三里、丰隆、阿是穴）、西药组（口服吲哚美辛、苯溴马隆）和针药组（电针加西药），治疗1个疗程后，观察治疗后患者血尿酸均有明显变化，且针药组有效率明显优于单纯西药组和单纯电针组，疗效确切。

2. 对炎症因子的影响

实验证实电针具有明显的抗炎及镇痛作用，能明显改善大鼠足态，电针预防改善大鼠足态作用强于电针治疗，采用电针镇痛，不但起效快，而且可以维持较长时间的刺激。黄英华观察电针对实验性急性痛风性兔膝关节细胞炎性因子水平的调节，结果与模型组比较，电针治疗能提高实验性家兔痛阈，减轻膝关节肿胀；能减轻关节滑膜的充血水肿、炎细胞浸润、滑膜细胞增生、组织增厚等炎性改变，并发现电针治疗后滑膜液中炎性因子IL-8、IL-1β、TNF-α含量明显降低。崔莉等探求电针治疗急性痛风性关节炎血管通透机制，结果显示，电针对急性痛风性关节炎模型有抗炎消肿作用，膝关节周径显著减小，显著降低关节局部5-HT、组胺、白三烯和血管内皮舒张因子一氧化氮含量，可改善急性痛风性关节炎家兔膝关节炎症局部充血、水肿状态。邱丽采用电针治疗尿酸盐诱导的大鼠急性痛风性关节炎，将雄性Wistar大鼠60只随机分为空白组、模型组、秋水仙碱组和电针组。选取“足三里”“三阴交”穴，秋水仙碱组予秋水仙碱每日0.3mg/kg灌胃；电针组接疏密波，2Hz/10Hz，强度1mA，持续10min，每日1次，连续7日。结果发现：与模型组比较，秋水仙碱组的滑膜组织炎性浸润程度较轻，炎性细胞较少，电针组次之；秋水仙碱组和电针组NOS2、IL-1β和NLRP3 mRNA表达水平显著降低；秋水仙碱组p-AMPKα和精氨酸酶-1（Arginase-1）mRNA表达水平显著升高；电针组p-AMPKα表达量升高，Arginase-1 mRNA表达水平显著升高。与秋水仙碱组比较，电针组Arginase-1 mRNA表达水平显著降低。腺苷酸活化蛋白激酶（Amp-activated protein kinase，AMPK）是多种代谢途径的中枢调节剂，既是多种组织中慢性低度炎症反应的下游效应物，还是急性炎症反应的抑制物，炎症状态与AMPK及巨噬细胞有直接关系，因此可能机制是电针通过激活AMPK，从而上调Arginase-1的表达，下调NOS2的表达，促进巨噬细胞从M1促炎表型转换为M2抗炎表型，同时下调IL-1β、NLRP3的表达，进而抑制尿酸盐晶体诱导的炎症反应的程度。

3. 不同频率和波型对痛风的影响

临床还可根据病情采用不同频率和波型，电流通过毫针刺激腧穴，通过神经传导，抑制痛觉中枢，提高机体的痛阈，增强机体的免疫功能，从而发挥镇痛效应。研究发现电针不同波形均能显著抑制急性痛风性关节炎大鼠踝关节炎性细胞浸润及滑膜细胞的增生，减轻踝关节肿胀度，其抗炎消肿作用以电针疏密波为最佳。电针不同波形均能提高急性痛风性关节炎大鼠的痛阈，降低外周疼痛介质K^+、DA、5-HT的含量，其镇痛作用以电针密波为最佳。不同波形均能明显下调大鼠滑膜组织中IL-1、IL-8、TNF-α的含量，增加IL-4的含量，减轻踝关节局部炎症反应，且以电针疏密波为最佳。COX-2为诱导性蛋白，急性痛风中尿酸盐晶体MSU沉积可诱导细胞COX和PGE合成的同步增加，即COX表达和活性的增强促使了PGE合成的增加，并引起大鼠踝关节软组织中COX-2 mRNA有较高水平的表达，表明COX-2在MSUC诱导大鼠产生的急性痛风性关节炎中起到重要作用。研究还发现电针不同波形均能有效抑制急性痛风性关节炎大鼠足踝关节滑膜内COX-2 mRNA的表达，从而减轻踝关节局部炎症反应，减轻关节损伤，且以电针疏密波为最佳。

4.对基因蛋白的影响

目前已有研究将痛风的机制研究深入到基因水平。李跃兵等探索电针针刺对痛风性关节炎大鼠踝关节滑膜组织TNF-α mRNA、IL-8 mRNA表达及TNF-α、IL-8蛋白表达的影响，结果表明电针具有良好的抗急性痛风性关节炎作用，能够抑制TNF-α、IL-8炎症因子的表达，以减轻组织炎性水平，从而减轻组织炎性损伤。张超男等研究发现电针对急性痛风性关节炎发挥的抗炎作用可能与调节Toll样受体/髓样分化因子88（TLR/MYD88）信号通路中TLR2和MYD88蛋白表达有关。此外，热激蛋白（heat shock protein，HSP）又称“热休克蛋白”，是生物体在不利因素下诱导基因开放而合成的一组新蛋白质，对维持细胞的正常状态及功能有重要作用。正常大鼠踝关节局部组织仅见少量的HSP70蛋白表达，而急性痛风性关节炎大鼠HSP70蛋白表达增高，这可能与炎症细胞因子的刺激有关，是机体产生的一种自我保护反应。金弘等发现电针可促进急性痛风性关节炎大鼠局部组织大量表达HSP70蛋白，提示电针作为一种生理性适宜刺激（瞬间高温）诱导体内具有细胞保护作用的HSP70大量合成，从而减轻局部炎症反应，进而促进关节损伤的恢复。电针疏波组和电针密波组上调HSP70蛋白表达的作用相似，而电针疏密波组优于电针疏波组和电针密波组。

第三节　艾灸法治疗痛风的机制

艾灸法是我国传统医学中古老的疗法之一。艾灸所用材料古今均以艾叶加工制作的艾绒为主。《本草从新》认为艾叶能“通十二经，走三阴，理气血，逐寒湿”，艾灸可通过对体表穴位和病灶施以温热刺激，调整脏腑气血、阴阳、虚实，具有温散寒邪、温通经络、回阳固脱、行气活血、消瘀散结、引热外行以及防病保健的作用。《灵枢·官能》言：“针所不为，灸之所宜。”《灵枢·寿夭刚柔》言：“黄帝曰：刺寒痹内热奈何？伯高等曰：刺大人以药熨之，刺布衣者以火焠之。”《医学入门》亦提到“药之不及，针所不到，必须灸之”。

艾为菊科多年生草本植物，含有大量微量元素、多种挥发油、黄酮类和桉树烷类物质，其性温味芳香。艾灸从西医学的观点来看，当用点燃艾绒施灸时，产生的红外线波长短、能量强，可渗透到皮肤深层的皮下组织，到达毛细血管网，进而通过血液循环传到机体的其他部位，从而被机体吸收。在此过程中，可提高机体的免疫功能、内分泌功能和自主神经功能。艾灸的物理温热效应和艾叶焦油的化学成分等对经穴的刺激作用，能激活血管的自律运动，改善局部微循环，达到活血化瘀作用。

实验发现艾灸治疗能降低佐剂性关节炎大鼠血液中HA、5-HT含量，抑制或中止其致炎效应，具有抗炎抑炎作用。此外，还观察到灸后大鼠血液和炎症组织中的NE和DA含量增加，提示艾灸的治疗信息能激活下丘脑-垂体-肾上腺皮质和交感神经-儿茶酚胺系统释放NE、DA等，抑制炎症灶的血管通透性，从而产生抗炎消肿作用。黄迪君等的实验研究表明艾灸治疗可明显清除炎症局部组织中前列腺素的含量，从而减轻局部炎症反应。唐氏实验观察生理范围的一氧化氮对机体是有益的，炎症引起一氧化氮过度增加，起到自由基的损伤和细胞毒性作用，艾灸足三里、肾俞穴可减轻炎症时一氧化氮的过量产生和释放。

唐照亮等的实验表明，导致炎症的TNF-α、IL-1β含量增加，局部和全身炎症反应加重。艾灸治疗能降低TNF-α、IL-1β水平并趋向正常范围，故而减慢或阻断了炎性细胞因子的致炎效应，其抑制途径可能有受体阻止、表达抑制、信号传导或细胞因子成熟调控等有待进一步研究。同时发现艾灸提高IL-2含量，从而抑制了炎症反应。郭佳艾灸预处理使缺血再灌注产生的血清炎性细胞因子TNF-α、IL-1β和IL-6的含量显著降低，周围血白细胞数量明显减少，说明大鼠体内的炎症反应受抑制，神经元受到保护。核转录因子-κB（nuclear factor kappa B，NF-κB）在启动机体免疫应答以及众多炎性细胞因子的表达中有关键性的作用，同时NF-κB可直接上调凋亡抑制因子，并直接抑制凋亡相关分子。黄氏发现艾灸治疗可明显清除局部组织中NF-κB，并可能由此改善局部组织的细胞凋亡异常，抑制局部组织的增生，从而减轻局部组织的炎症水肿等症状。

关于艾灸疗法治疗痛风的机制研究较少，且多与针刺、放血等其他疗法配合使用。如刺络放血配合麦粒灸治疗急性痛风性关节炎，结果观察组给予局部刺络放血和艾炷灸临床有效率明显高于对照组，二者均有降血尿酸作用，观察组效果更明显。在痛风局部做麦粒灸既可托毒，同时因热随血泻，麦粒灸直接补充局部阳气，阳气为之振奋，加强祛瘀祛热效果，对复发性痛风也可祛瘀祛痰散结。有研究发现，TLRs是与痛风关系密切的细胞因子，TLR2和TLR4是痛风发作的病理学标志，痛风急性发作期体内TLR2和TLR4的表达水平明显升高，而采用抗炎、调节免疫等干预治疗后则TLR2、TLR4表达水平明显下调。刺血加艾灸疗法能够缓解性痛风性关节炎大鼠关节疼痛，降低关节肿胀度和UA水平，其机制可能与外周血单个核细胞中TLR2与TLR4 mRNA的表达水平下调有关。且采用刺血配合艾灸治疗，选取有红、肿、痛关节的最痛点进行刺血放血，3天治疗1次，共治疗3次，并于红、肿、痛关节处艾灸，每日1次，每次15~20min；西药组口服布洛芬0.3g，每日2次，均治疗10天。结果：两组均能降低痛风性关节炎患者血尿酸、超敏C反应蛋白、红细胞沉降率，但刺血配合艾灸较之西药布洛芬能更好地改善关节症状，降低痛风性关节炎患者血尿酸、红细胞沉降率。

亦有研究发现，针刺及艾灸具备双向调节功能，能够刺激内源性镇痛物质（如脑啡肽）的释放、通过神经体液等内环境改善嘌呤类的代谢，以达到有效镇痛和降低尿酸水平。研究表明二者均能刺激机体分泌止痛物质、提升痛阈，还能够改善循环以降低血尿酸和抑制局部炎症反应。针刺与针刺加艾灸对于治疗痛风性关节炎均有临床疗效。针刺加艾灸的干预在治疗3个月后及6个月后缓解痛风性关节炎疼痛更明显，降低血尿酸值，可作为痛风性关节炎远期治疗的一种较为理想的方法。

艾灸属于中医外治法，对人体安全可靠、毒副作用小，而针刺联合艾灸治疗痛风性节炎具有优势，可以加速代谢，减轻水肿，消除炎症，促进渗出物吸收，由于循环旺盛，带走或中和蓄积于患处的病理产物，阻断其进展过程，加快痛风症状的恢复。此外，刺激神经末梢及其感受器，提高自身应激能力，促进病理产物的清除，激发全身功能的调整。

第四节　火针法治疗痛风的机制

火针疗法是将一种特殊材料制成的针具在火上烧红后，迅速刺入人体的一定穴位和部位的治疗方法。古代又称之为燔针、焠刺、烧针等。

火针兼有针刺疗法和艾灸疗法的双重作用，已故国医大师贺普仁教授提出“贺氏三通法”，将火针疗法作为温通之法，总结火针疗法具有不仅有针的刺激作用，还有温热刺激作用。关于火针疗法治疗痛风的作用机制研究可能有以下几方面。

1.调整人体感痛系统

临床上用火针治疗各种疼痛有较好的疗效，痛风急性发作时治疗原则是缓解炎性发作，终止疼痛。依据乌赫托姆斯基（前苏联生理学家）提出的“第2优势灶”理论，认为当疼痛发生时，在中枢神经系统内则形成一个兴奋灶，而针灸治疗发生的刺激也可在中枢神经系统内建立另外一个兴奋灶。假如第2个兴奋灶的强度超过了第1个兴奋灶的话，那么第1个兴奋灶的兴奋性将被第2个兴奋灶抑制，而且第2个兴奋灶也会将第1个兴奋灶的兴奋性牵引过来。由于第1个兴奋灶的兴奋性被抑制和牵引了过去，所以疼痛也就减退或消失了。火针在针刺过程中对机体的刺激量远大于毫针刺激；其次，患者在接受火针针刺操作时对其注意力的吸引也远远超过了毫针针刺操作。所以，火针的刺激在大脑皮质形成兴奋灶的强度也远远胜过毫针刺激。因此，火针对“第1个兴奋灶”的牵引与抑制作用也强于毫针。火针治疗各种疼痛疗效显著与火针大刺激量对人体感痛系统的调整有关，也可能与针的机械性刺激和灸的温热性刺激共同兴奋多觉型感受器有关，从而产生各种生理活性物质。临床试验发现火针治疗确有改善大脑皮质调节的作用。

2.改善微循环，降低血尿酸

临床实践证明，火针治疗对甲皱微循环有一定的影响，可使血色变红，血流速度加快，血流态势好转。另外，通过对针刺局部红外热象图的观察，经火针治疗后病变部位的温度明显提高。研究还发现，用火针可以使患者全血黏度（5.75S切变率下）、红细胞聚集指数、刚性指数及压积等指标均有好转，表明火针疗法可改善血流变，达到化瘀消癥的目的，改善气血运行，具有行气活血、温通经络，并提高组织充血，增强局部营养的作用。火针治疗急性痛风患者，可快速改善症状，缓解疼痛，降低血尿酸水平。

3.促进炎症吸收与组织修复

以火针直接刺激病灶及反射点，能迅速消除或改善局部组织水肿、充血、渗出、粘连、钙化、挛缩、缺血等病理变化，从而加快循环，旺盛代谢。火针点刺具有消坚散肿、促进慢性炎症吸收作用，可将病变组织破坏，激发自身对坏死组织的吸收，促使受损组织和神经重新再生及修复。在火针烧红时，针身温度可达800℃以上，炽热的针体快速刺入病变组织，针体周围微小范围内病变组织被灼至炭化，粘连板滞的组织得到疏通松解，局部血液循环状态随之改善。通过多次针刺及每次治疗后一段时间的休整，机体对灼伤组织充分吸收，新陈代谢，条索状筋结物逐渐缩小直至消失。有报道证明慢性软组织损伤一旦形成粘连瘢痕结构，即不可能通过自身机制或常规针灸治疗方法吸收和消除，而经过火针治疗后呈现吸收再生的良性过程。火针疗法能提高慢性损伤软组织中锌、钙元素的含量，而病损组织中锌、钙含量的增高，可激活多种酶的活性，加强局部组织器官的活动能力，提高局部新陈代谢，使灼伤坏死的组织被很快吸收，促进周围健康组织再生，修复原有组织结构。

4.调节炎性因子水平

痛风性关节炎急性发作期，尿酸盐结晶沉积在关节软骨、滑膜内或关节周围时，机体立即启动第一道免疫防线。皮质醇是肾上腺皮质束状带分泌的糖皮质激素，其分泌受下丘脑-垂体-肾上腺轴的调控。而NALP3、IL-1β是尿酸盐促发急性关节炎症的启动因子，是启动机体自发炎症反应的重要分子事件。实验研究证明，火针可抑制淋巴细胞的致炎细胞因子的分泌，明显降低急性痛风性关节炎大鼠滑膜组织中IL-1β、IL-6、TNF-α的含量，还能明显降低急性痛风性关节炎大鼠关节的肿胀度，抑制关节软骨及滑膜中基质金属蛋白酶-3的表达，减少炎性细胞的浸润，调节消除或改善局部组织水肿渗出、增生等病理变化，促进局部组织血液循环改善，从而增强机体的免疫功能，促进代谢与细胞修复。火针治疗后血清皮质醇较治疗前升高，IL-1β水平显著下降，火针可以显著降低关节肿胀度。基于NALP3炎性体信号通路观察火针对尿酸盐诱导的痛风性关节炎大鼠IL-1β表达的影响，研究发现，火针疗法能有效抑制白细胞分裂和募集，明显减少关节腔内炎性细胞，抑制关节滑膜NALP3炎性体及IL-1β表达水平，从而改善病变关节的病理损伤，迅速止痛消肿，且火针效果与针刺及秋水仙碱相当。

5. 对外周血细胞的影响

白细胞是血液中有形成分的重要组成部分，是机体的卫士，其中中性粒细胞属于吞噬细胞系统，是机体发生急性炎症时的主要反应细胞。火针治疗后，除了局部的血液供应增强外，还可促进白细胞的渗出和提高其吞噬功能，进而帮助炎症的消退，并使炎症局限化，不致蔓延到全身各处。国内外已有很多报道证实了内外因素的刺激可以影响血液成分的改变，这种改变可以通过针灸的作用得到调整，如对红细胞、白细胞、血小板、红细胞沉降率、血糖、血钙等均有较明显的调整作用。

从以上可以分析看出，火针治疗痛风的效应机制可能主要是发挥了针刺和艾灸的双重作用，较强的刺激量对人体感痛系统的调整，火针烧红后的热效应改善微循环，促进局部炎症吸收和组织修复、降低血尿酸，调节炎症因子水平等从而达到缓解痛风性疼痛及终止炎症、缓解症状的目的。

第五节 其他疗法治疗痛风的机制

小针刀优点在于治标作用突出，可控制局部疼痛。刘明岭等采用微创针刀镜治疗痛风，运用传统医学小针刀及微创外科技术，激发经气，疏通经络，解除粘连，疗效显著。

壮医药线点灸疗法流传于广西民间，采用经过多种壮药制备液浸泡过的苎麻线，在灯火上点燃，然后将此炭火迅速敏捷地直接灼灸在人体穴位上，用以治疗疾病，该疗法治疗痛风也有较好疗效。选取患处梅花穴是依据壮医药线点灸“寒手热背肿在梅”中“肿在梅”的原则，通过药线的药效与温热对体表龙路、火路进行刺激，能疏通三道两路，治疗后可明显降低患者UA、CRP、ESR水平；并能更好地改善急性痛风性关节炎患者关节疼痛、肿胀程度。

综上，由于针灸对痛风性关节炎有较好临床疗效，且不良反应较小，治疗方式多样。这些疗法在治疗过程中可有效改善急性痛风性关节炎症状、降低血尿酸水平，弥补了秋水仙碱、吲哚美辛等西药不良反应较多的不足，但临床研究仍缺乏大样本、多中心、随机对照的支持，缺少后期随访以及治疗后患者的生活质量报道。近十年来关于针灸治疗痛风机制研究的报道有很大进展，但基础研究仍显不足，高水平研究更少，且主要集中在刺络放血、电针、火针等方面。由于治疗方式较多，使得临床操作水平参差不齐，在临床治疗上很难做到统一量化、标准化。因此，在改善临床症状、实验室指标监测同时，今后应加大基础研究，重视治疗机制，更好地为临床治疗痛风提供客观科学的依据，制定临床操作规范标准，使针灸更好地为临床服务。

第七章 特殊人群痛风的防治

1.老年患者

肥胖或超重、高嘌呤饮食，合并冠状动脉粥样硬化性心脏病、高脂血症、慢性肾脏病、高尿酸血症是影响老年原发性痛风发生的独立危险因素。因大部分老年痛风患者伴有冠状动脉粥样硬化性心脏病、高脂血症、高尿酸血症等代谢类疾病，临床应纠正一些导致患者机体代谢紊乱的不良生活行为，嘱老年痛风病患始终坚持低嘌呤、低脂、低蛋白、低热量、多饮水的“四低一高”饮食原则。科学合理的运动能够促进机体血液循环，增加肌肉比例，促进脂肪代谢，利于尿酸排泄。因此，医护人员应告知老年痛风患者适度运动对痛风病情控制的益处，但需嘱其运动遵循循序渐进的原则，以健美操、打太极拳、游泳等有氧运动为主，以不出汗为度。切勿剧烈运动，因剧烈运动会使体内水分剧烈排出，尿量减少，再加上运动乳酸的产生会与尿酸竞争性地排出，导致尿酸排泄量减少而升高血尿酸水平。

2.肥胖患者

目前研究表明，痛风多见于男性，多在40岁以后发病，随着年龄的增加，痛风的患病率也随之增加，但近年来有年轻化的趋势。小于40岁的肥胖患者的发病率高于非肥胖人群，说明肥胖可能可以使痛风的发病年龄提前。肥胖痛风患者血尿酸水平更高，更易合并高血压、高脂血症以及糖代谢异常等，故在针对肥胖痛风患者的防治措施应个体化治疗。在治疗痛风的基础上，要改变生活习惯，减少吸烟与饮酒。控制肥胖的发生和发展，是早期预防和控制痛风的一项重要措施，应嘱肥胖痛风患者加强体育锻炼、积极控制体重，合理调整饮食结构，以预防或减少痛风的发生和发展。

3.代谢综合征患者

代谢综合征指中心性肥胖、血脂紊乱（高甘油三酯血症和/或低高密度脂蛋白胆固醇血症）、高血压、胰岛素抵抗、葡萄糖调节受损或糖尿病、微量蛋白尿等一组疾病的聚集，其共同基础认为是胰岛素抵抗。正常情况下，胰岛素能刺激靶器官阴离子如尿酸的再吸收，因此胰岛素抵抗和高胰岛素血症将使尿酸再吸收增加，从而导致高尿酸血症及痛风发生。嘌呤代谢增强及尿酸的生成增加是糖尿病的特点，糖尿病病变累及肾输入和输出小动脉造成血管变窄甚至闭塞，以致肾脏对尿酸的清除率下降，是糖尿病并发高尿酸血症的原因之一。胰岛素抵抗与痛风病因密不可分，高尿酸血症与快速出现的高胰岛素水平有关。高尿酸血症常伴发代谢综合征的原因可能是游离脂肪酸代谢诱导代谢综合征转变的副产物或是胰岛素抑制了尿酸排泄。

4.高血压患者

长期高血压可以导致肾小球动脉硬化，肾小管因缺氧导致乳酸生成增加，而乳酸对尿酸的排泄有竞争性抑制作用，使尿酸排出减少，造成尿酸潴留而引起高尿酸血症导致痛风发生。原发性高尿酸血症是由先天性嘌呤代谢异常所致。继发性高尿酸血症是由于患者患有某些系统性疾病或使用某些药物所致。痛风患者多伴有糖脂代谢紊乱、高血压、动脉硬化和冠状动脉粥样硬化性心脏病等疾病。高尿酸血症往往与高血压共存，患有高血压的高尿酸血症患者更易罹患痛风。相关的研究表明，此类患者血尿酸的水平降低后，其血压的水平往往也随之改善。临床医学发现，许多降压药都会影响尿酸生成和排泄，引起尿酸升高，诱发和加重痛风和高尿酸血症，因此，如何遴选降压药，有效地控制血压，是痛风合并高血压的重要对策。

血管紧张素Ⅱ受体拮抗剂具有良好的降压、防止心肌增厚、改善心衰的作用，还有增加肾血流量，加速尿酸排泄作用，降压作用平稳持久，对血糖无明显影响，对心、脑、肾等器官均有很好的保护作用，因此对于痛风合并高血压时，疗效特好，代表药有氯沙坦。氯沙坦降低尿酸的机制是由于其母体结构具有特殊性，可抑制肾小管对尿酸的重吸收，具有不依赖血管紧张素、受体阻滞的促尿酸排泄作用，从而可以降低血尿酸水平。同类药物如缬沙坦、伊贝沙坦等虽无降或升高血尿酸的药理作用，用于痛风合并高血压治疗，也是有效和安全的。β受体阻滞剂类药阻碍尿酸排泄，升高血尿酸作用较明显，如普萘洛尔、纳多洛尔等。有些药影响尿酸作用极小，如美托洛尔、倍托洛尔等，一般不会使尿酸升高。利尿剂是常用的降压药，是通过增加排尿量，降低血容量，起到降压的作用。其中速效利尿药呋塞米、依他尼酸，中效利尿药噻嗪类的双氯噻嗪、双氯克尿和低效利盐沉积等不良作用，所以高血压伴发痛风、肾结石、糖尿病等病的患者，尽量不用、严禁久用这些利尿药。

5.痛风肾病患者

痛风肾病患者主要是由于血尿酸增高所致，所以控制血尿酸是防止痛风肾病恶化的重要措施。控制血尿酸增高药物有两类，一类是排尿酸药丙磺舒、磺吡酮、苯溴马隆，此类药物只有在肾功能正常时选用，应小剂量开始，并碱化尿液；另一类是抑制尿酸形成药别嘌呤醇，与促进尿酸排泄药合用，作用更强，此类药在肾功能受损时也可选用。尿毒症患者应尽早透析治疗。

第八章
痛风的日常管理

一、限酒

研究显示，饮酒可增加痛风发作的风险，轻度饮酒（酒精摄入量≤12.5g/d）、中度饮酒（酒精摄入量12.6~37.4g/d）和重度饮酒（酒精摄入量≥37.5g/d）均比不饮酒或偶尔饮酒容易发生痛风。并且酒精摄入量与痛风发病风险呈剂量效应关系，当酒精摄入量≥50g/d时，其痛风发病风险比不饮酒者高153%。每日饮啤酒373g者比不饮啤酒者的痛风发病风险高49%；饮用烈酒将增加15%的痛风发病风险。经常饮酒为痛风发病的危险因素，经常饮酒者比偶尔饮酒者发生痛风/高尿酸血症的风险高32%，偶尔饮酒者比几乎不饮酒者发生痛风/高尿酸血症的风险高32%。

二、减少高嘌呤食物的摄入

大量食用肉类、动物内脏、贝类为痛风发病的危险因素，因此痛风患者在缓解期和慢性期可少量食用，但在急性发作期应禁止高嘌呤食物摄入。食用大量肉类者比食用少量肉类者血尿酸水平平均高；食用大量海鲜者比食用少量海鲜者血尿酸水平平均高；而食用大量乳制品者比食用少量乳制品者血尿酸水平平均低。食用大量肉类者比食用少量肉类者痛风发病风险高；食用大量海鲜者比食用少量海鲜者痛风发病风险高；而食用大量乳制品者比食用少量乳制品者痛风发病风险低；食用大量植物蛋白者比食用少量植物蛋白（者痛风发病风险低。

三、防止剧烈运动或突然受凉

国家风湿病数据中心的“痛风高尿酸血症患者多中心网络注册及随访研究”大数据显示，剧烈运动是男性和女性痛风患者发作的第三位诱因；突然受凉是女性痛风发作的第二位诱因，是男性的第五位诱因。

四、减少富含果糖饮料的摄入

摄入富含果糖的饮料可增加患痛风的风险。

五、大量饮水

饮水过少是高尿酸血症和痛风的危险因素。接受饮食治疗组（包括饮水量>2500mL/d）的痛风患者7天后痛风关节炎关节疼痛、局部红肿消失，平均住院天数为11天；不接受饮食治疗组（包括饮水量<1500mL/d）的痛风患者11~13天后痛风关节炎关节疼痛、局部红肿消失，平均住院天数为17.5天。接受饮食治疗组在血尿酸下降方面优于不接受饮食治疗组。

六、控制体重

研究显示，肥胖是痛风的独立危险因素，且更高的BMI可增加痛风风险。与BMI为20kg/m^2者比，BMI为25kg/m^2、30kg/m^2、35kg/m^2、40kg/m^2者患痛风的相对风险度为1.78、2.67、3.62和4.64。BMI为25~29.9kg/m^2的痛风患者数是BMI为21~22.9kg/m^2痛风患者数的2.97倍。与体重变化维持在±1.81kg的痛风患者比，体重增加13.61kg的痛风患者数是其1.99倍，而体重减轻超过4.54kg的痛风患者数是其0.61倍。

七、增加新鲜蔬菜的摄入

经常食用新鲜蔬菜是痛风发病的保护因素。

八、规律饮食和作息

饮食不规律的人比饮食规律的人发生痛风/高尿酸血症的风险高1.6倍，作息不规律的人比作息规律的人发生痛风/高尿酸血症的风险高1.6倍。经常疲劳者比偶尔疲劳者发生痛风/高尿酸血症的风险高40%，偶尔疲劳者比很少疲劳者发生痛风/高尿酸血症的风险高40%。

九、规律运动

目前，减重、减腹围、体育锻炼已纳入高尿酸血症管理，尤其推荐无症状的高尿酸血症和稳定期的痛风患者坚持中等强度有氧运动。一般不推荐痛风患者进行剧烈运动或长时间体力劳动，如：搏击、打球、跳跃、跑步、爬山、长途步行等。因为剧烈、量大、时间长的高强度运动可使患者出汗增加，血容量、肾血流量减少，尿酸、肌酸等排泄减少；剧烈运动后体内乳酸增加，会抑制肾小管排泄尿酸。这些都可能导致患者出现一过性高尿酸血症，甚至诱发痛风关节炎，不利于病情改善。

1. 运动强度的判断

（1）用心率判断运动强度：运动后心率＜170－年龄（次/min）。如：一位50岁的患者，运动后心率应保持在170–50，即120次/min，比较合适。

（2）简易的自我感觉法：运动后感觉周身发热、出汗，不是大汗淋漓或气喘吁吁；能说话，但不能唱歌。此时运动强度是比较合适的。

2. 痛风患者运动的原则

（1）主动改变久坐少动、以车代步等不良生活方式；

（2）有氧和无氧运动相结合，循序渐进；

（3）单次运动时间≥30min，每周运动≥5次；

（4）运动后心率以（170－年龄）为宜。

十、禁烟

经常吸烟者比不吸烟者发生痛风/高尿酸血症的风险高。

参考文献

[1] Akahoshi T. Pathological mechanisms of gouty arthritis [J]. Nihon Rinsho Japanese Journal of Clinical Medicine, 2008, 66 (4): 705–710.

[2] Bardin T, G Chalès, T Pascart, et al. Risk of cutaneous adverse events with febuxostat treatment in patients with skin reaction to allopurinol. A retrospective, hospital–based study of 101 patients with consecutive allopurinol and febuxostat treatment [J]. Joint Bone Spine Revue Du Rhumatisme, 2016, 83 (3): 314–317.

[3] Ben Salem C., R. Slim, N. Fathallah, et al. Drug–induced hyperuricaemia and gout [J]. Rheumatology (Oxford), 2017, 56 (5): 679–688.

[4] Billy C A, Lim RT, Ruospo M, et al. Corticosteroid or Nonsteroidal Antiinflammatory Drugs for the Treatment of Acute Gout: A Systematic Review of Randomized Controlled Trials [J]. Journal of Rheumatology, 2018, 45 (1): 128–136.

[5] Borghi C, G Desideri. Urate–Lowering Drugs, Prevention of Cardiovascular Disease: The Emerging Role of Xanthine Oxidase nhibition [J], Hypertension. 2016, 67 (3): 496.

[6] Bove M., A. F. Cicero, M. Veronesi, et al. An evidence–based review on urate–lowering treatments: implications for optimal treatment of chronic hyperuricemia [J]. Vasc Health Risk Manag, 2017, 13: 23–28.

[7] Van Durme C M P G, Wechalekar M D, M Landewé R B. Nonsteroidal anti–inflammatory drugs for treatment of acute gout [J]. Jama, 2015, 313 (22): 2276–2277.

[8] Gao Q, Cheng X, Merriman T R, et al. Trends in the manifestations of 9754 gout patients in a Chinese clinical center: a 10–year observational study [J]. Joint Bone Spine, 2021, 88 (6): 105078.

[9] Garcia–Arroyo FE, Gonzaga G, Munoz–Jiménez I, et al. Probiotic supplements prevented oxonic acid–induced hyperuricemia and re–nal damage [J]. PLoS One, 2018, 13 (8): e0202901.

[10] Grimaldibensouda L, A. Alpérovitch, E. Aubrun, et al. Impact of allopurinol on risk of myocardial infarction [J]. Annals of the Rheumatic Diseases, 2015, 74 (5): 836.

[11] Harrold Leslie R., Carol J. Etzel, Allan Gibofsky, et al. Sex differences in gout characteristics: tailoring care for women and men [J]. Bmc Musculoskeletal Disorders, 2017, 18 (Suppl 2): 112.

[12] Karen Pui, Peter J Gow, Dalbeth Nicola. Efficacy and tolerability of probenecid as urate-lowering therapy in gout; clinical experience in high-prevalence population [J]. Journal of Rheumatology, 2013, 40 (6): 872.

[13] Khanna D., J. D. Fitzgerald, P. P. Khanna, et al. 2012 American College of Rheumatology guidelines for management of gout. Part 1: systematic nonpharmacologic and pharmacologic therapeutic approaches to hyperuricemia [J]. Arthritis Care Res (Hoboken), 2012, 64 (10): 1431-1446.

[14] Khanna P. P., H. S. Gladue, M. K. Singh, et al. Treatment of acute gout: A systematic review. in Seminars in Arthritis & Rheumatism, 2014.

[15] Kim Karissa Y., H. Ralph Schumacher, Elke Hunsche, et al. A literature review of the epidemiology and treatment of acute gout [J]. Clinical Therapeutics, 2003, 25 (6): 1593-1617.

[16] Kuo CF, Grainge M, Zhang W, et al. Global epidemiology of gout: prevalence, incidence and risk factors [J]. Nature Reviews Rheumatology, 2015, 11 (11): 649-662.

[17] Lee JH, Yang J, Shin K, et al. Elderly Patients Exhibit StrongerInflammatory Responses during Gout Attacks [J]. J Korean MedSci, 2017, 32 (12): 1967-1973.

[18] Liang J, Jiang Y, Huang Y, et al. Comorbidities and factors influencing frequent gout attacks in patients with gout: a cross-sectional study [J]. Clinical Rheumatology, 2021, 40 (7): 2873-2880.

[19] Ling X, Bochu W. A review of phytotherapy of gout: perspective of new pharmacological treatments [J]. Pharmazie, 2014, 69 (4): 243-256.

[20] Lorenz HM, Kalden JR. New therapy developments in rheumatoida rthritis [J]. ZR heumatol, 2001, 60 (5): 326.

[21] Mitoulis I, Kambas K, Chresanthopoulou A, et al. Neutrophil

Extracellular Trap Formation Is Associated tith IL-1β and Autophagy-Related Signaling in Gout [J]. PLoS One, 2011, 6 (12): e29318.

[22] PING Fan, YAN Tingting, WANG Yue. The research progress of uric acid metabolism in intestine [J]. J Med Postgra, 2015, 28 (7): 763-766. (in Chinese)

[23] Rock K. L. , H. Kataoka, J. J. Lai. Uric acid as a danger signal in gout and its comorbidities [J]. Nat Rev Rheumatol, 2013, 9 (1): 13-23.

[24] Scott J T. Gout: the last 50 years [J]. Journal of the Royal Society of Medicine. 1996, 89 (11): 634.

[25] WU Y Y, SHIN D. Association between alcoholic beverage intake and hyperuricemia in Chinese adults: findings from the China Health and Nutrition Survey [J]. Medicine, 2023, 102 (22): e33861.

[26] Yang CS, Shin DM, Jo EK, et al. The role of NLR-related protein 3 inflammatory dis-eases [J]. I Int Neurourol J, 2012, 16 (1): 2-12.

[27] Yu Y, Liu Q, Li H, et al. Alterations of the gut microbiome asso-ciated with the treatment of hyperuricaemia in male rats [J]. Front Microbiol, 2018, 9: 2233.

[28] 艾民，赵娜，王欣波. 针刺对痛风性关节炎临床症状及血尿酸影响的研究 [J]. 针灸临床杂志，2012，28 (5)：23-24.

[29] 常英. 金元时期针灸学术特点的研究 [D]. 河北：河北医科大学，2011.

[30] 陈日兰，王秋凤，赖俊玉，等. 壮医药线点灸治疗湿热蕴结型痛风性关节炎的临床观察 [J]. 辽宁中医杂志，2016，43 (2)：381-383.

[31] 陈武君，危兆璋. 金元四大家针灸疗法的整理与对比研究 [J]. 针灸临床杂志，2015，25 (2)：199-201.

[32] 陈晓波，李诺利，陈樱君，等. 钦州地区痛风和高尿酸血症影响因素流行病学研究 [J]. 检验医学与临床，2017，14 (23)：3470-3472.

[33] 陈燕琴，李秀娟. 针刺结合刺血疗法治疗急性痛风性关节炎临床研究 [J]. 湖北中医杂志，2013，35 (3)：63-64.

[34] 程远东，樊奥，蒋晴，等. 针刺配合自拟方治疗痛风性关节炎疗效观察 [J]. 临床检验杂志：电子版，2017，6 (4)：752-754.

[35] 崔莉，侯建业. 电针治疗急性痛风性关节炎作用动物实验研究 [J].

实用中医药杂志，2008，24（6）：380-381.

［36］方珈文，冯天元，周志衡，等. 1990-2019年中国痛风疾病负担趋势及未来十年预测研究［J］. 中国全科医学，2024，27（2）：245-252.

［37］方霖楷，陈启云，温义权，等. 梅州地区居民高尿酸血症及痛风的流行病学调查［J］. 新医学，2016，47（3）：183-186.

［38］高小娟，陈仁利，宋一凡. 原发性痛风的临床特点和流行病学研究［J］. 中国卫生标准管理，2018，9（14）：15-17.

［39］龚玉林，陈敏. 火针围刺加腹针治疗急性痛风性关节炎的临床研究［J］. 湖北中医杂志，2014，12（36）：62.

［40］关宝生，白雪，王艳秋，等. 痛风/高尿酸血症患者生活习惯的危险因素［J］. 中国老年学杂志，2014，34（2）：455-457.

［41］桂敏，陈敏. 针药并用治疗急性痛风性关节炎32例总结［J］. 湖南中医杂志，2014，30（12）：74-75.

［42］郭华. 男性高尿酸血症与血脂的相关性分析［J］. 中国药物与临床，2019，19（6）：984-985.

［43］郭佳，王磊，张莉，等. 艾灸预防大鼠脑缺血再灌注过程中炎症反应的实验研究［J］. 中国针灸. 2003，23（6）：358-360.

［44］韩芳. 针灸治疗痹证的宋金元文献研究［D］. 山西：山西中医学院，2014.

［45］韩济生. 针刺镇痛频率特异性的进一步证明［J］. 针刺研究，2001，26（3）：923.

［46］黄迪君，余曙光，韩哲林，等. 麦粒灸对实验性RA 大鼠局部组织炎性介质的影响［J］. 上海针灸杂志，2002，21（4）：43-44.

［47］黄英华. 电针调控急性痛风性关节炎激活细胞因子水平的研究［D］. 成都：成都中医药大学，2006.

［48］黄云芳，张云，甘文渊，等. 刺血疗法对痛风性关节炎血尿酸及炎症标志物影响的Meta分析［J］. 时珍国医国药，2018，29（6）：1513-1517.

［49］蒋春梅，李娟. 痛风危险因素、体质类型与中医证型的相关研究［J］. 热带医学杂志，2011，11（5）：590-595.

［50］蒋莉，周京国，青玉凤，等. TOll样受体2和Toll样受体4及其信号通路在原发性痛风性关节炎发病机制中作用的研究［J］. 中华风湿病学杂志，

2011，15（5）：300–304.

［51］金钗，徐明智. 肠道菌群与高尿酸血症及痛风的相关性研究［J］. 中国微生态学杂志，2019（8）：980–984.

［52］金弘，刘婷婷，陈英华，等. 电针的不同波形对实验性大鼠急性痛风性关节炎滑膜组织中HSP70表达的影响［J］. 针灸临床杂志，2012，28（7）：64–66.

［53］金泽，姜珊珊，王玉琳，等. 针药并用治疗急性痛风性关节炎疗效观察［J］. 上海针灸杂志，2012，31（9）：670–672.

［54］雷春霞. 针灸治疗急性痛风性关节炎效果观察［J］. 基础医学论坛，2015，（20）：2814–2815.

［55］雷海燕. 刺络放血加补母泻子针法治疗急性痛风性关节炎60例［J］. 针灸临床杂志，2014，30（1）：22.

［56］李君霞，王茂杰，黄闰月，等. 痛风中医证型的研究进展［J］. 中华中医药学刊，2018，36（12）：2956–2958.

［57］李克光，金匮要略译释［M］. 上海：上海科学技术出版社，1993.

［58］李梦迪，王颖. 艾灸化学特性与作用机理研究简况［J］. 实用中医内科杂志，2017，31（9）：87–90.

［59］李如祥，黄璇，邱江红. 针刺放血治疗急性痛风性关节炎50例疗效观察［J］. 云南中医中药杂志，2016，37（10）：59–60.

［60］李彤，谢毅强，李生财，等. 阿是穴刺血对急性痛风性关节炎大鼠模型外周疼痛介质的影响［J］. 中国针灸，2006（3）：215–217.

［61］李雯晴. 火针治疗急性痛风性关节炎的疗效观察［D］. 广州：广州中医药大学，2016.

［62］李跃兵，张泓，李铁浪，等. 电针对大鼠急性痛风性关节炎抗炎机制研究［J］. 中国中医急症，2015（5）：781–783.

［63］梁方旭. 中医药治疗痛风性关节炎的临床文献研究［D］. 广州：广州中医药大学，2010.

［64］梁莎，夏有兵，程洁，等. 刺血疗法对急性痛风性关节炎模型局部关节软骨超微结构的影响［J］. 南京中医药大学学报. 2014，30（2）：138–141.

［65］梁兴森，吴锋昌，谭永振，等. 放血联合针刺治疗急性痛风性关节炎临床研究［J］. 山东中医杂志，2019，38（2）：149–153.

[66] 梁永信. 火针点刺放血治疗急性痛风性关节炎患者的临床效果 [J]. 中国实用药，2019，14 (18)：116–117.

[67] 刘初容，周党生，曾盼坚，等. 针药结合治疗急性痛风性关节炎30例疗效观察 [J]. 中医药导报，2014，20 (1)：66–68.

[68] 刘进，徐伟龙，朱兴阳. 火针配合中药外敷治疗急性痛风性关节炎临床观察 [J]. 上海针灸杂志，2014，33 (4)：343–345.

[69] 刘晶. 痛风的临床危险因素研究 [J]. 中国实用医药，2017，12 (32)：82–83.

[70] 刘明岭，徐强，林昌松，等. 微创针刀镜在痛风治疗中的应用价值 [J]. 实用中医内科杂志，2015，29 (2)：181–183.

[71] 卢翠娜，谢丽琴，李丽霞，等. 火针对急性痛风性关节炎大鼠NALP3、IL–1β 表达的影响 [J]. 上海中医药杂志，2018，52 (3)：81–86.

[72] 罗海鸥，唐勇，王洪志，等. 火针对类风湿关节炎大鼠IL–1、IL–6的影响 [J]. 成都中医药大学学报，2004，27 (2)：35.

[73] 罗伟奇. 中药配合针刺治疗急性痛风性关节炎疗效分析 [J]. 实用中医药杂志，2015，31 (9)：804–805.

[74] 吕凯露，夏有兵，程洁，等. 刺血疗法对急性痛风性关节炎大鼠局部IL–1β、IL–10启动子甲基化的影响 [J]. 南京中医药大学学报，2017，33 (5)：509–514.

[75] 毛科丽. 刺络放血配合麦粒灸治疗急性痛风性关节炎疗效观察 [J]. 新中医，2017，49 (1)：144–146.

[76] 孟昭亨. 痛风 [M]. 北京：北京医科大学、中国协和医科大学联合出版社，1997，27–29.

[77] 南京中医学院. 难经校释 [M]. 北京：人民卫生出版社，1979.

[78] 潘明甫，韦远必，谭栋，等. 火针刺血疗法治疗痛风性关节炎60例 [J]. 中国民间疗法，2015，23 (3)：19–20.

[79] 乔治·阿德尔曼. 神经科学百科全书 [M]. 上海：上海科学技术出版社，1992：310.

[80] 邱丽. 电针对MSU诱导的大鼠急性痛风性关节炎的抗炎作用其机制研究 [D]. 重庆：重庆医科大学中医药学院，2019. 4.

[81] 阙庆辉，李俐，郭毅坚. 针刺治疗痛风性关节炎疗效观察研究 [J].

中医药学刊，2003，21（7）：1215-1216.

［82］任延明，文绍敦，洒玉萍，等. 痛风中医证型病因病机调查分析［J］. 辽宁中医杂志，2007（7）：872-873.

［83］洒玉萍，文绍敦. 火针放血配合中药治疗急性痛风关节炎67例［J］. 陕西中医，2008，29（2）：216-217.

［84］山东中医学院. 针灸甲乙经校释［M］. 北京：人民卫生出版社，1980.

［85］邵红岩，何天有，张莉. 针刺阴陵泉、太冲为主加刺络放血治疗痛风52例［J］. 中国针灸，2013，33（6）：526.

［86］沈炎南，脉经语译［M］. 北京：人民卫生出版社，1993.

［87］盛丽，曲延华，王京喜，等. 火针治疗子宫肌瘤50例临床观察［J］. 中国针灸，1998，18（3）：172.

［88］孙发政. 中药内服结合针灸对老年急性痛风性关节炎的临床疗效及血尿酸的影响［J］. 中医临床研究，2017，33（9）：67-69.

［89］孙辉. 基于近30年中医期刊文献的痛风证治规律研究［D］. 济南：山东中医药大学，2017.

［90］孙霞，张林，钟艳，等. 火针点刺放血对急性痛风性关节炎湿热蕴结证大鼠模型滑膜IL-1β、IL-6、TNF-α含量的影响［J］. 湖南中医杂志，2018，34（3）：158-160.

［91］覃丽. 电针结合刺络放血治疗急性痛风性关节炎的临床观察［J］. 中国民族民间医药，2013，22（9）：105.

［92］覃志周，高洺杨，吴金玉，等. 刺络拔罐放血疗法治疗急性痛风性关节炎疗效观察［J］. 中医药临床杂志，2016，28（4）：542-545.

［93］唐·王焘，外台秘要［M］. 北京：人民卫生出版社，1955.

［94］田代华，刘更生整理. 灵枢经［M］. 北京：人民卫生出版社，2005.

［95］田代华整理. 黄帝内经素问［M］. 北京：人民卫生出版社，2005.

［96］田彤. 金元四大家的学术思想在针灸治疗学上的应用［J］. 针灸临床杂志，1995，11（8）：1-2.

［97］王春秋，洒玉萍，文绍敦. 火针治疗急性痛风性关节炎大鼠的作用机制［J］. 青海医学院学报，2012，33（3）：191-194.

［98］王红. 中医针灸治疗痛风性关节炎的临床效果观察［J］. 贵州医药，

2019，8（43）：1311–1312.

［99］王惠芬，陈高平. 铅中毒性肾病与痛风及高血压［J］. 国外医学医学地理分册，1994，15（4）：154–157.

［100］王俊杰. 药物配合小针刀治疗重症痛风性关节炎［J］. 中医正骨，2005，17（1）：46.

［101］王璐琼. 火针围刺联合腹针治疗浊毒内蕴型急性原发性痛风性关节炎44例［J］. 浙江中医杂志，2019，54（10）：764–765.

［102］王蓉，冯秀永，林佳，等. 中药内服外敷联合针灸对急性痛风性关节炎疼痛及活动度的影响［J］. 中医临床研究，2019，11（19）：36–38.

［103］王勇，刘运雄，陈庆美. 循经取穴结合刺血治疗急性痛风性关节炎［J］. 2011，33（1）：89–70.

［104］王长峰. 针灸治疗痹证的古代文献研究［D］. 广州：广州中医药大学，2013.

［105］文绍敦. 火针不同刺血量治疗足部急性痛风性关节炎观察［J］. 中国针灸，2005，25（11）：779–780.

［106］巫喜燕，徐权胜，张智明. 临床疗效血清IL–6、IL–8及MMP–3表达水平及的研究［J］. 中医临床研究，2019，11（11）：106–108.

［107］吴江，徐业. 针刺联合清热利湿中药治疗急性痛风性关节炎的临床观察［J］. 中国中医急症，2015，24（4）：717–719.

［108］吴金星. 着肤灸治疗痛风性关节炎临床心得［J］. 中国针灸，2014，34（9）：851–852.

［109］吴峻，沈蓉蓉. 火针治疗慢性软组织损伤的实验研究［J］. 中国针灸，2002，22（1）：31.

［110］吴云天，许明珠，郑盛辉. 电针配合火针刺血疗法治疗急性痛风性关节炎的临床研究［J］. 辽宁中医杂志，2012，39（7）：1400–1402.

［111］奚玉凤，邹婷，艾宙，等. 清热利湿祛瘀针刺法治疗急性痛风性关节炎的临床分析［J］. 针刺研究，2006，31（6）：362–364.

［112］肖贵容，汪开洋. 电针配合中药外敷治疗急性痛风性关节炎临床观察［J］. 中医临床研究，2017，9（8）：118–119.

［113］谢菊英，王灵，李启秀，等. 电针治疗痛风性急性关节炎作用机制的研究［J］. 中国针灸，2007，27（12）：898–900.

［114］谢丽琴，黄应杰，卢翠娜，等．“火郁发之”法火针对大鼠急性痛风性关节炎NALP3炎性体的影响［J］．中国中医急症，2018，27（1）：86-89.

［115］谢新群，曹耀兴．围刺法治疗急性痛风性关节炎疗效对比观察［J］．中国针灸，2009，29（5）：375-377.

［116］熊浪平，关彤，张明英．肌骨超声在关节炎中的临床应用［J］．中国医疗器械信息，2017，23（2）：89-91.

［117］徐晓明，马小平．火针刺络放血治疗急性痛风性关节炎45例［J］．中国中医药现代远程教育，2016，14（21）：93-95.

［118］徐颖，黄微珍，李斌．针刺配合阿是穴刺络放血治疗急性痛风性关节炎疗效观察［J］．上海针灸杂志，2016，35（1）：66-68.

［119］杨梅，李琳荣，王雪梅，等．痛风的临床文献研究［J］．山西中医学院学报，2007（6）：2-3.

［120］杨倩春，李思宁，黎创，等．高尿酸血症与肾脏疾病关系的研究进展［J］．现代生物医学进展，2018，18（13）：2593-2596.

［121］杨西永．火针刺络放血配合口服忍冬藤汤治疗痛风病30例疗效观察［J］．实用中西医结合临床，2016，16（1）：22-24.

［122］尹莹，张红星，张唐法．电针加药物治疗急性痛风性关节炎临床观察［J］．中国针灸，2005，25（10）：683-685.

［123］张超男，黄学宽，骆言，等．电针对急性痛风性关节炎大鼠踝关节滑膜组织TLR/MYD88信号通路的影响［J］．四川大学学报：医学版，2014，45（6）：924-927.

［124］张黄鑫，王楚函，朱朝霞，等．针刺联合艾灸治疗痛风性关节炎的Meta分析［J］．中医临床杂志，2019，31（6）：1069-1073.

［125］张珂珂，张晓坤，李长贵．青藏高原地区痛风的临床特点［J］．青岛大学医学院学报，2013，49（4）：294-296.

［126］张涛，邵沛，陈妙．中药配合针刺治疗痛风性关节炎26例临床观察［J］．针灸临床杂志，2003，19（10）：15.

［127］张文华．痛风症候规范化的德尔菲法研究［D］．南京：南京中医药大学，2017.

［128］张文君，李建军，孙秀凤，等．艾灸配合药茶治疗痛风性关节炎发作间歇期疗效观察［J］．上海针灸杂志，2015，34（12）：1221-1222.

［129］章珍明. 火针点刺放血治疗急性痛风性关节炎临床观察［J］. 新中医，2012，44（10）：87-89.

［130］赵敏，陈婷，黄振光等. 1990—2019年中国痛风疾病负担研究［J］. 现代预防医学，2021，48（21）：3974-3978.

［131］赵玉杰. 基于Logistic回归模型分析T2DM的危险因素与应对策略［J］. 中西医结合临床，2022，22（23）：6-9.

［132］赵玉雪. 先秦至唐代针灸治疗痹证的文献文献研究［D］. 北京：北京中医药大学，2008.

［133］郑冬全. 针刺拔罐放血疗法与中药外敷序贯治疗痛风关节炎的临床疗效观察［J］. 实用中西医结合临床，2015，15（4）：23-24.

［134］中国高血压防治指南修订委员会. 中国高血压防治指南（2005年修订版全文）［J］. 高血压杂志，2005，12（增）：1-53.

［135］中华医学会风湿病学分会. 2016中国痛风诊疗指南［J］. 中华内科杂志，2016，55（11）：892-899.

［136］朱星. 金元四大家针灸学术思想浅探［J］. 贵阳中医学院学报，2007（1）：6-7.

［137］朱艳，俞红五，潘喻珍，等. 刺血加艾灸治疗急性痛风性关节炎临床疗效观察［J］. 中国针灸，2015，39（9）：885-888.

［138］朱英，朱青青，詹广生，等. 刺血结合药线对急性痛风性关节炎大鼠血清代谢组学的影响［J］. 辽宁中医杂志，2019，46（1）：190-196.

［139］邹燃，张红星，张唐法，等. 电针加穴位注射治疗急性痛风性关节炎疗效观察［J］. 中国针灸，2007，27（1）：15-17.